精神科ならではの
ファーストエイド

搬送時サマリー実例付

中村　創

三上剛人

医学書院

精神科ならではのファーストエイド
――搬送時サマリー実例付

発　行	2018年 6月15日　第1版第1刷Ⓒ
	2021年11月15日　第1版第3刷

著　者　中村　創・三上剛人
　　　　なかむら　はじめ　みかみたけひと

発行者　株式会社　医学書院
　　　　代表取締役　金原　俊
　　　　〒113-8719　東京都文京区本郷 1-28-23
　　　　電話　03-3817-5600(社内案内)

印刷・製本　アイワード

本書の複製権・翻訳権・上映権・譲渡権・貸与権・公衆送信権(送信可能化権を含む)は株式会社医学書院が保有します.

ISBN978-4-260-03589-7

本書を無断で複製する行為(複写,スキャン,デジタルデータ化など)は,「私的使用のための複製」など著作権法上の限られた例外を除き禁じられています.大学,病院,診療所,企業などにおいて,業務上使用する目的(診療,研究活動を含む)で上記の行為を行うことは,その使用範囲が内部的であっても,私的使用には該当せず,違法です.また私的使用に該当する場合であっても,代行業者等の第三者に依頼して上記の行為を行うことは違法となります.

JCOPY 〈出版者著作権管理機構　委託出版物〉
本書の無断複製は著作権法上での例外を除き禁じられています.複製される場合は,そのつど事前に,出版者著作権管理機構(電話 03-5244-5088,FAX 03-5244-5089,info@jcopy.or.jp)の許諾を得てください.

はじめに

　「どうすればいいのだろう」──頭が真っ白になり立ち尽くしてしまうような場面に遭遇することは、看護師であるならば必ず経験します。けれども立ち尽くしていれば事態は悪化します。
　悪化させない、深刻化させない。この本を手に取ったあなたは、そのためにどうすればよいかという知識を求めていらっしゃることと思います。
　本書は、精神科領域において求められる緊急時の手引書として、具体的な対応と考え方を、理論や根拠に基づいて提示しようと試みるものです。

　看護技術は実践の中で磨かれます。しかし精神科の臨床において、大量出血を伴うような急変事例は日常的に生じるわけではありません。ですから緊急場面への実践経験を積む機会がどうしても不足してしまいます。経験の少なさは、いざという場面での動きを鈍らせます。
　その一方で、急変が一度生じれば重篤化する可能性が高いのが精神科です。
　そこで私たちは、起こり得る事象を事前にシミュレーションできる本を作ることにしました。直面するかもしれない困難な状況に、心の準備ができることを意図したのです。

＊

　第Ⅰ部では、26ケースを挙げました。特に力を入れたのは、緊急場面をできるだけリアルに再現することでした。
　読者の皆さんのなかには、本書にある場面や状況と似たような経験をされた人がいるかもしれません。ここに出てきた場面や状況は、主に私自身や協力をしてくれた仲間たちが見聞きした経験をもとに再現したものです。もし自分がこの状況に遭遇したならばどういう対応をするだろうかと、その気持ちも想像しながら読んでいただければと思います。
　事例の後に、看護として優先的にすべきことは何なのかが一目でわかるような工夫をしました。そして患者さんにどのように声かけをすればよいのか、望ましい態度はどのようなものなのか、逆に避けるべき言動はどういうものか、を紹介しています。

第Ⅱ部では、患者さんの自傷や自殺などの強い衝撃に遭遇した家族と看護師へのフォローについて述べています。家族は臨床では置き去りにされがちですが、彼らへの支援も看護師の重要な役割であり、それは患者-看護師関係と同様です。
　最前線で動く看護師もまた置き去りにされがちであり、現状における大きな課題です。強い衝撃に遭遇した看護師に対する支援の重要性と方法について述べました。

　第Ⅲ部では、救急病棟などへ搬送を要する際に用意するサマリーについてです。すべての情報をひとまとめにする従来のあり方ではなく、2段階に分ける新方式を提案しています。

*

　臨床現場はさまざまな事象が重なり合って複雑化します。読者の皆さんには、本書をきっかけにご自身のフィールドで精神科におけるファーストエイドをさらに発展させ、適切な方法を検討していっていただきたいと願っています。
　最後に、本書は雑誌『精神看護』での特集や記事掲載を経て本になりました。企画、原稿のとりまとめ、編集に石川誠子さんから多大な支援を賜りました。心より御礼申し上げます。

2018年6月
著者を代表して　中村　創

◎本書には、創傷や患者さんの状態をできるだけリアルに再現した写真が掲載されています。そうした写真が苦手な方はご注意ください。なお、これらは救命救急の現場でシミュレーション訓練用に開発された特殊インク、創傷部位のパーツなどを組み合わせて作り出したものです。モデルに対して実際に傷や損傷を加えたわけではありません。

◎言うまでもありませんが、これらは医療者がシミュレーションにより対応技術を磨くことを目的に表現されたものであり、患者さんを見下すような意図は一切ありません。

精神科ならではのファーストエイド
搬送時サマリー実例付

目次

はじめに —— 3
「とっさの場面で必要な対応」の基本とは —— 11

I いざというときの動き方
応急処置が必要となった26のケース

1 自傷

01 体感幻覚による腕への自傷（大量出血の場合） —— 16
02 カミソリで手首を自傷（止血が必要な場合） —— 18
03 パニック発作で手首を自傷。収まったあとに自殺企図 —— 20
04 幻聴による命令で箸を鼻に詰めた —— 22
05 幻聴による命令で、腕をバーナー型ライターで焼いた —— 24

[解説1] 自分を傷つける──そのとき、患者さんには何が起きているのか —— 27

2 自殺

06 ナイフで腹部を切って自殺企図 —— 34
07 ハサミで首を切って自殺企図 —— 36
08 飛び降りて自殺企図 —— 42
09 洗剤を飲んで自殺企図 —— 46
10 首を吊って自殺企図 —— 48
11 大量服薬で昏睡状態に —— 52

[解説2] 自殺発生──すぐ動くための5つの心得 —— 39
[解説3] 自殺未遂をした患者さんとの対話 —— 55

3　事故

- 12　熱い飲料を入れたペットボトルを持ち続け、手指を熱傷 ── 66
- 13　燃える布団にくるまりながら寝ていた ── 68
- 14　浴室内で意識消失。水中に沈んでいるところを発見 ── 70
- 15　薬のヒートを誤飲した ── 72
- 16　オムツを異食した ── 74
- 17　部分入れ歯を誤飲。咽頭に刺さっている ── 76
- 18　喉に食べ物が詰まった（意識消失）── 78
- 19　喉に食べ物が詰まった（意識あり）── 80
- 20　倒れているところを発見。呂律不良である ── 82
- ［解説4］事故防止につながる疾病理解──せん妄 ── 85

4　急変

- 21　身体拘束がきつすぎたことによるうっ血 ── 92
- 22　肺血栓塞栓症 ── 94
- 23　アルコール依存症患者の吐血 ── 96
- 24　アルコール依存症患者の離脱症状（振戦せん妄）── 98
- 25　多飲症による低ナトリウム血症 ── 104
- 26　悪性症候群による痙攣 ── 108
- ［解説5］アルコール依存症による身体合併症 ── 100
- ［解説6］多飲症について ── 106
- ［解説7］悪性症候群を防ぐには ── 110

Ⅱ 家族と看護師のフォロー

1 家族へどう対応するか

1 家族が持つ心理的負担への理解 ―――― 116
2 望ましい対応とは ―――― 117

[point] これが遺族へ連絡し、かかわるときの基本姿勢だ ―――― 119

2 忘れてはならない! 命にかかわる事故に遭遇した看護師のフォロー

1 自傷・自殺が看護師に与えるすさまじいストレス ―――― 122
2 看護師は相談しているか? ―――― 122
3 組織的に「聞き上手」「吐露上手」を目指そう ―――― 123
4 デブリーフィングのやり方 ―――― 126

[point] 第一発見者となったスタッフの「心情」と「行動」を理解するために ―――― 124
[point] 自殺に遭遇した看護師は他者の言葉に敏感になっている ―――― 128

III 搬送時サマリーの書き方

1 サマリーは2段階で書く！

1. 救命救急側にとって必要な情報でなければ意味がない ——— 132
2. Firstサマリーには「手術に関連する身体情報」を ——— 132
3. Secondサマリーには「継続看護のための情報」を ——— 133

資料1　Firstサマリー｜フォーマット解説 ——— 136
資料2　Secondサマリー｜フォーマット解説 ——— 138

2 搬送時サマリー実例

体感幻覚による腕への自傷（大量出血）［16頁 ケース01］——— 142
カミソリで手首を自傷（止血が必要な場合）［18頁 ケース02］——— 144
幻聴による命令で箸を鼻に詰めた［22頁 ケース04］——— 146
ハサミで首を切って自殺企図［36頁 ケース07］——— 148
飛び降りて自殺企図［42頁 ケース08］——— 150
大量服薬で昏睡状態に（自殺企図）［52頁 ケース11］——— 152
燃える布団にくるまりながら寝ていた［68頁 ケース13］——— 154
倒れているところを発見。呂律不良である［82頁 ケース20］——— 156
肺血栓塞栓症［94頁 ケース22］——— 158
アルコール依存症患者の吐血［96頁 ケース23］——— 160
悪性症候群による痙攣［108頁 ケース26］——— 162

索引 ——— 164

「とっさの場面で必要な対応」の基本とは

　命を救うということは、私たち医療者にとっての使命の第一義ではありますが、精神科の場合はそれに加えて、患者さんの心に向けてどう声かけし対応するかが決定的に大事になります。
　自傷や自殺の例を考えてみましょう。
　精神科での看護経験がある人ならば、自傷や自殺を試みる患者さんにも、そうせざるを得ない理由があったのだろうということを容易に理解できると思います。たとえば自分の身体感覚を取り戻したくてリストカットしたのかもしれません。あるいは幻聴に命令されてやむを得ず自分を傷つけたのかもしれません。つまり患者さんにしてみれば、自分を助けるために最終手段としてやむを得ず行った行為である可能性が高いのです。
　しかし自傷や自殺を見て慌ててしまうと、私たちはつい、「何やってるの！」と批判したり、「そんなことしちゃダメでしょ！」と叱責したくなります。患者さんにしてみれば自分を助けるためにやむを得ずやったことなので、もしそれを否定するようなことを言われたら、それ以降、何が理由だったのかなどの背景を話してくれなくなってしまいます。患者さんは、そういう時のことをずっと覚えているものなのです。
　ですから精神科では、その場のケガから救われれば一件落着なのではなく、その瞬間からのかかわりが新たな看護のスタートだと言っても過言ではありません。そのかかわり如何によって、再発防止ができたり、改善の転機にもなるのです。慌ててしまうような場面こそ、「これは患者さんなりに、自分を助けるためにやったのだ」という発想を持てれば、こちらの声かけも対応もまったく違ってくるように思います。
　以下に、どのようなファーストエイドの場面でも共通となる、急性状態にある患者さんへの対応の基本をまとめます。

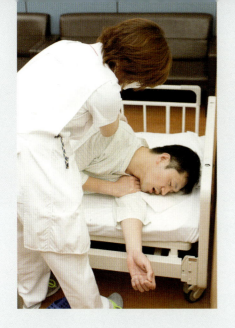

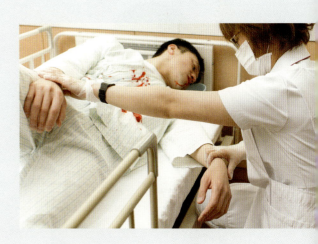

　急性状態にある患者さんを発見したとき、私たちスタッフは頭と手と体をフル回転させて次のことを行う必要があります。
1. 情報を収集し、アセスメントする
2. 応急処置をする
3. 配慮に基づく言葉をかける
4. 環境を整える

1. 情報を収集し、アセスメントするときの視点

a. さらなる自傷他害のリスクがないか。
　1）さらなる自傷他害を意図していないか、表情、動作、発言を確認する。
　2）主にクローズドな質問（はい・いいえで答えられる）によって状況を把握する。
　3）自殺・自傷の危険因子（刃物や紐など）が周辺にないことを確認する。

b. 身体の状態は。
　1）外傷の程度。
　2）呼吸・循環動態の変調。
　3）知覚の変調。
　4）受傷機転（外傷を負った原因や経緯）。
　5）この自傷で患者さんが何を求めていたのか。

2. 応急処置をするために

　さまざまな場面に応じた応急処置の展開があります。第Ⅰ部で解説します。

3. 言葉をかけるときに配慮したいこと

a. 患者さんの視点がどこにあるかを確認し、目の焦点が自分に合うように声をかける。
　急性状態にある患者さんは、たとえ正面に立って声をかけたとしても気がつかないときがあり

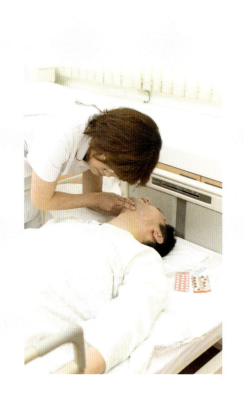
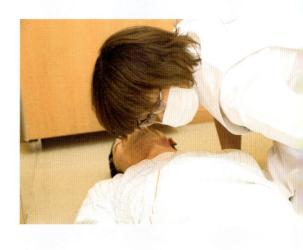

ます。そんな場合に、患者さんが気づいているだろうと思って不用意に声をかけたり手を伸ばしたりすると驚かすことになり、事態が悪化することがあります。患者さんの視界に入る所までこちらの体を持っていき、必ず患者さんの焦点が自分に向いているか確認しながら声をかけるようにします。

b. おびえさせない。そのためには、「近づくとき」「触れるとき」「1つ1つの処置をするとき」に十分な説明をする。

　言葉かけとしてふさわしいのは、
「～しますよ」
「次は～しますよ」
「～するので少し楽になるはずです」など。

c. 介入は、できるだけ本人の了解を得て行う（嫌がっても、やめるのではなく十分説明する）。

　言葉かけとしてふさわしいのは、
「～しますがいいですか？」
「～のために～させてください」
「痛かったり心配だったりしたらおっしゃってください」など。

d. 忍耐強く聞く姿勢を保つ。

　こちらが忍耐強く聞く姿勢があれば、患者さんはその行動を取った本当の理由を話してくれることが多いです。

e. 患者さんに脅威を与えないやさしい声、立ち振る舞いを心がける。

　言葉かけとしてふさわしいのは、
「大丈夫ですか？」
「お困りでしょう」
「お手伝いしましょうか？」
「心配なのですが…」
「痛みはどうですか？」
「苦しいところはありませんか？」
「何かしてほしいことはありませんか？」
「楽になるようにお手伝いさせてください」

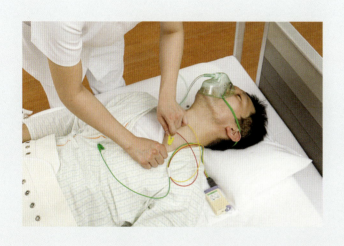
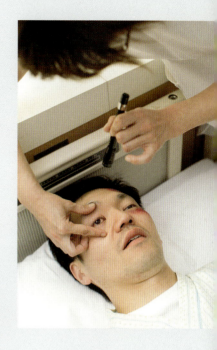

「びっくりしたでしょう」
「大丈夫ですよ」
「私がついてます」
「今、先生を呼びますね」
「言いたいことがあったら何でも言ってください」
「どんな姿勢が楽ですか？」
「ここ（傷）の具合はどうですか？」など。
　患者さんの状態によっては、あえて「沈黙する」ことがふさわしいときもあるでしょう。

　言葉かけはその場その場で、合うものと合わないものを判断するようにしてください。たとえば「大丈夫ですか？」はすべてのケースで使えますが、カミソリで手首を自傷したような場合に「今、先生を呼びますね」を最初に発してしまうと、かえってケースが複雑化することもあります。患者さんの安全を保てると思われる言葉をかけるよう心がけてください。

4. 環境を整えるには

a. 人手を集める。
b. 安全に処置ができる場所を確保する。
c. 患者さんを一瞬でも1人にしない。
d. 発見直後の再事故や再自殺企図を防止する。
e. 他の患者さんへ対応する。
f. 看護師自身の安全を確保する。
　1）感染の危険が予測される場合には、手袋とマスクを着用する。
　2）刃物などの危険物がある場合は、安全に回収する。
　3）自身が受傷する可能性が高い場合は、無理に近づこうとせず患者さんから一定の距離を保つようにする。

　これらの基本を押さえて対応することを心がけてみてください。

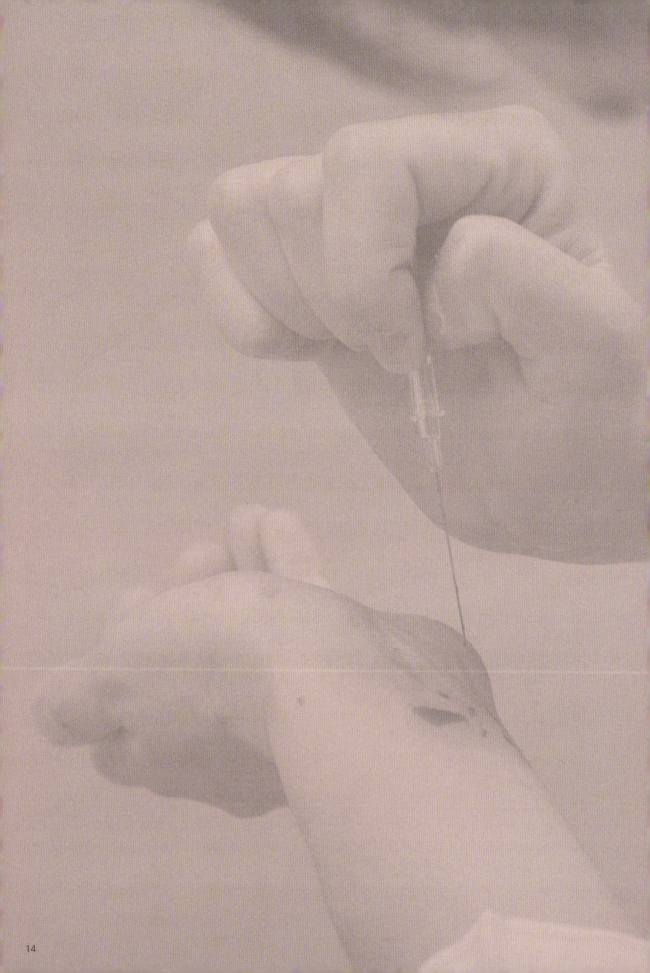

Ⅰ いざというときの動き方
応急処置が必要となった26のケース

1 自傷

01 体感幻覚による腕への自傷（大量出血の場合）

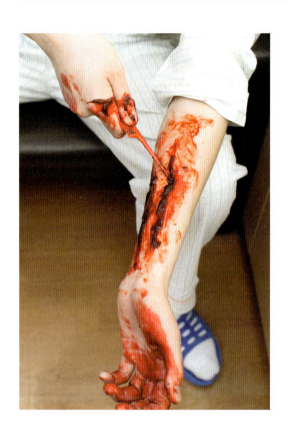

20代後半の男性患者さん。統合失調症。

22時ごろ「体中の血管を虫が這っている。腕がうずいて仕方ない」と言い、**プラスチック製の櫛の柄で左前腕を切っている**ところを発見される。

柄は折れており、血がついた先端部分がベッド横で発見された。折れた柄で腕を切ったことで、さらに**裂傷が深くなった**と考えられる。正中から手首にかけてミミズが這うように裂傷が走っていた。

表情はボーっとしているが口調ははっきりしていた。後で確認すると、裂傷は右腕に1本、左腕に2本あった。**縫合に20針を要した**。

> **この状況を経験した看護師のコメント**
>
> 「おびただしい出血にどう対処していいかわからず、躊躇した」

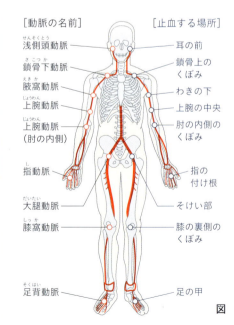

コラム① 出血量と止血点

循環血液量（ヒトの血液量）は、体重の13分の1（または80mL/kg）と言われています。体重70kgの人で5380～5600mLの血液が流れていることになります。血圧が低下するほどの出血量は、その30％です。体重70kgの人だと1600mL程度となります。これは500mLのペットボトル3本以上の量なので、見た目は相当の「血の海」に見える状況になります。

止血に当たる際は、出血部位と出血部位に最も近い止血点を圧迫します（図）。

図　動脈に沿って存在する止血点（圧迫して止血する）

| 自傷 |

| まず何をする |

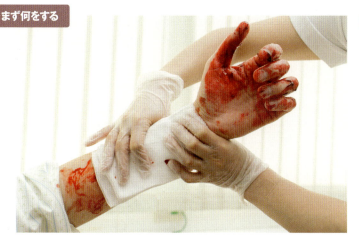

基本は圧迫止血。
⇒ガーゼか、なければ清潔なハンカチで、創部全体を圧迫止血（直接圧迫法）します。その際、心臓より高い位置に腕を挙上することを忘れないように。出血部位を心臓より高い位置に挙上することで、低い位置にあるときよりも出血量を抑えることができます。

| 次に |

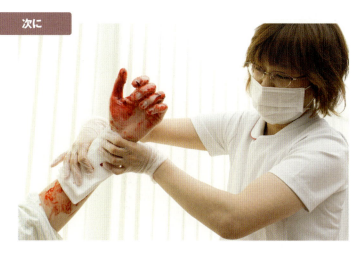

おびただしい出血で躊躇しがちですが、全血液量の30％（体重50kgの人で約1200mL、70kgの人で約1600mL）の損失までは血圧に影響を及ぼしません。落ち着いて圧迫に臨んでください（16頁コラム①参照）。

| とっさの声かけ、望ましい態度 |
- ○ 患者さんの恐怖感・孤独感の軽減を第一目標とします。
- ○ 患者さんの視界に入る所から声をかけ、焦点が自分に向いているかを確認します。
- ○ 座ってもらい、止血のために接触が必要であることを伝えます。
- ○ 急性期にある統合失調症患者さんは、外からの刺激に対して敏感になっています。不用意なボディタッチは「侵襲される」と、恐怖が増幅されがちです。ボディタッチは慎重に。
- ○ 声の調子はゆっくりと低めに。脅威を与えないように。
- ○ 「それは大変でしたね」と共感的な声かけをします。
- ○ 自傷に用いそうなもの（相対的危険物を含む）を本人から遠ざけます。
- ○ どうしてそのような行動を取ろうと思ったのか、忍耐強く聞く姿勢を保ちます。

| 避けるべき言動 |
- ✗ びっくりしてしまう状況ですが、「何をしているの！」といった問い詰めるような対応はすべきではありません。
- ✗ 「虫なんかいるはずがない」など、患者さんの行動を否定する言動は控えます。

ケース 02　カミソリで手首を自傷（止血が必要な場合）

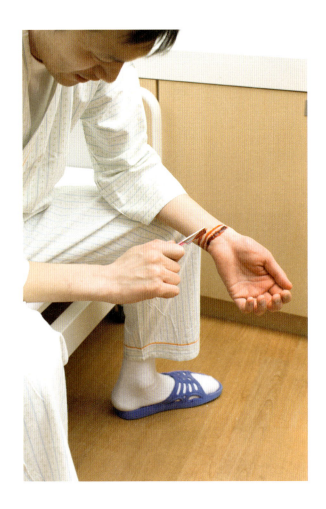

50代前半の女性患者さん。境界性パーソナリティ障害。過去にラクナ梗塞を発症していたため、**ワルファリンを日常的に服用**している患者さんだった。

22時ごろナースコールがあり、「隣の患者さんのカーテンの下から血が流れている」と同室の別の患者さんから報告があった。看護師が行ってみると落ち着いた顔をした患者さんが**カミソリで左手首を切っていた**。同じような箇所に新しく2〜3本の切り傷があった。

傷はそれほど深くない様子であったが、しばらく圧迫してもなかなか止血に至らなかった。看護師が「お疲れ様でした」と話しかけると、小さくうなずく様子が観察された。

この状況を経験した看護師のコメント

「止血の対応をしたとしてもまた繰り返される可能性がある、と考えていた」
「なんと声をかけていいか、わからなかった」

まず何をする　　　　　　　　　　　　　　　圧迫止血を試みる。

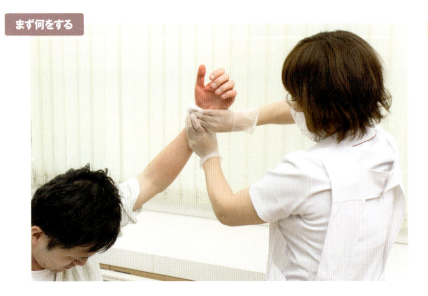

| 自傷 |

次に

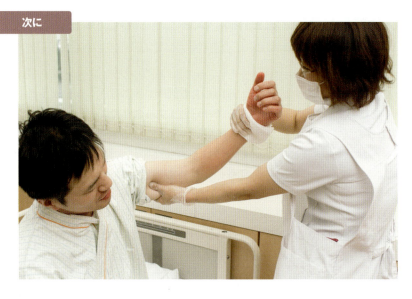

- 創が深く、なかなか止血できない場合は、止血点の圧迫を試みます（16頁コラム①参照）。
- 上の写真は、上腕動脈の止血点を圧迫している様子です。このように止血点での圧迫を試みる場合は、10分ごとに末梢の循環の状態を確認します。止血点の圧迫を長時間継続すると、抹消の機能障害を起こす可能性があります。爪の色、指先が暗褐色となり血流が悪くなった場合は、いったん圧迫をゆるめる必要があります。
- 鮮紅色の出血があれば、創が動脈まで達していると考えられます（静脈血は暗赤色です）。圧迫止血では出血が制御できず、生命に危険を及ぼすほどであると判断したら、止血帯を使用します。
- このケースのように患者さんが抗凝固薬を服用していると、その影響で圧迫では止血が困難となり、早期に縫合が必要となる場合があります。そのため、既往歴と内服薬の確認は重要です。

とっさの声かけ、望ましい態度	◯ 本人のつらさや疲労を受容する声かけをします。 「お疲れ様でした」 「何かつらいことがあったように見えますが」 「よかったらお話しいただけませんか」 ◯ 自傷跡が深くないと判断できるときなどは、本人が切っている行為を忍耐強く見守り、本人が切り終えてからゆっくり話しかける場合もあります（「今回は何が原因だったと思いますか」など）。
避けるべき言動	✕「そんなことしてどうなるの!?」といった指導的・批判的な言動は避けます。 ✕ 無関心を装うような対応や、冷淡な対応は避けます。

03 パニック発作で手首を自傷。収まったあとに自殺企図

20代前半女性。境界性パーソナリティ障害。幼少時代に両親から虐待を受けていたと話す。左手首には複数の自傷痕があった。

入院してからパニック発作の頻度が増え、昼夜問わず大声で叫ぶ姿が確認されていた。看護師はそのつど寄り添い、話を聞いたり、頓服薬を服用させるなどして対応していた。

入院から2週間ほどしたある日の16時ごろ、**留置針の内筒で自分の手首を何度も刺そうとしている**患者さんを発見する。傷は深くなかった。「針は、同室のおばあちゃんのベッドの下に落ちていた」「死ぬつもりだった」と話していた。

対応した看護師に「二度としないように」と注意を受けると「すみませんでした」と素直に応じた。頓服薬の服用を促されると素直に服用した。その後はパニック発作が見られなくなった。日勤帯の受け持ち看護師は夜勤看護師への申し送りの際、「今は状態が落ち着いています」と申し送っていた。

その日の23時の巡回時には、自分のベッドで臥床している患者さんが確認された。しかしその後の0時10分ごろ、**トイレの手すりにタオルをかけ、首を吊った状態の患者さん**を発見した。

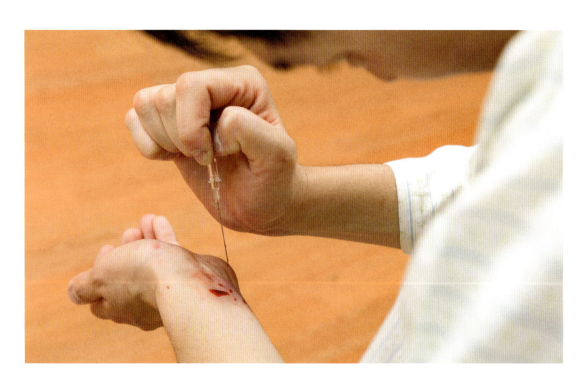

この状況を経験した看護師のコメント

「落ちていた針で刺したと聞き、点滴に回っていた自分のミスではという思いがよぎり、冷静に対応できなかった」

「手首に刺そうとしている場面に対して、パニックの延長であると判断していた。あとで振り返ってみて自分の対応は間違っていたと感じた」

「パニック発作に対して陰性感情を抱いていたことから、かかわりが乱雑であったと振り返った。そんなかかわりしかできない自分は、看護師を続けられないと思った」

「針を刺していた」場面では

まず何をする　針を刺そうとしている時点で危機状態にあると認識する。
理由について、話をそらさず確認する。

次に
- 同室者の留置針抜去部位の止血を確認します。
- 他人から抜いた留置針を自分に刺そうとするような行為は感染の危険性があるため、血液がついた部位を石けんと流水で十分に洗います。傷を負っている場合は施設の針刺し事故対応マニュアルなどの感染対策に沿った対応を行います。

「自殺を発見した」場面では

まず何をする　救命処置に全力を注ぐ。

次に
- 人を集めて、首にかかっているタオルを速やかに外します。
- その後、気道を確保します。頸椎・頸髄損傷を起こしている可能性もあるため、人がいれば可能な限り頸椎を保護し（ケース08も参照のこと）、下顎挙上法などで気道確保を行います（ケース11も参照のこと）。
- 呼吸の観察を行い、心停止かどうかの判断をします。
- 心停止の状態であればすぐに胸骨圧迫を開始し、CPR（心肺蘇生）をします。
- 救急カートが届きしだい、人工呼吸も加えBLS（一次救命処置）を継続します。

とっさの声かけ、望ましい態度
- ○ 「針を刺していた」場面で、どのような対応が望ましかったかを振り返ります。
- ○ 針の回収ミスが招いたかもしれないと考えると動揺しがちですが、気持ちを切り替えて目の前で起きていることに集中しましょう。具体的には次のように声かけします。
  「針を渡してください」
  「大変そうに見えますが、どうしましたか？」
  「どうして刺そうと思ったのですか？」
- ○ これまでつらい体験を経てなお生きていること、苦労を重ねてきたことに対して、ねぎらうような言葉をかけましょう。たとえば次のように。
  「手首を刺すぐらいですから、つらかったのだと思います」
  「よかったらお話をしていただけませんか？」
  「あなたが死ななくてよかったと思っています」

避けるべき言動
- ✕ 「針じゃ死ねないよ」「迷惑でしょ」など、叱責するような言葉は禁忌です。
- ✕ 落ち着いたから危機を脱した、と捉えるのは危険です。むしろ危機状態が深刻になっている可能性を警戒しなければなりません。

04 幻聴による命令で箸を鼻に詰めた

20代前半の男性患者さん。統合失調症。

本人が朝食のお膳を下げに来たが、鼻に何か詰めている様子があった。看護師が「鼻血でも出たの？」と問うと「**鼻に箸を入れろ**と言われたので入れた」と静かに答えた。よく見てみると、右の鼻の穴から箸の柄の端が見えていた。

箸を机に立て、自分の頭で打ち付けて鼻の奥まで入れたとのこと。その後レントゲンで確認すると、箸は折られておらず、1本のままで、**先端は眼底まで到達していた**。

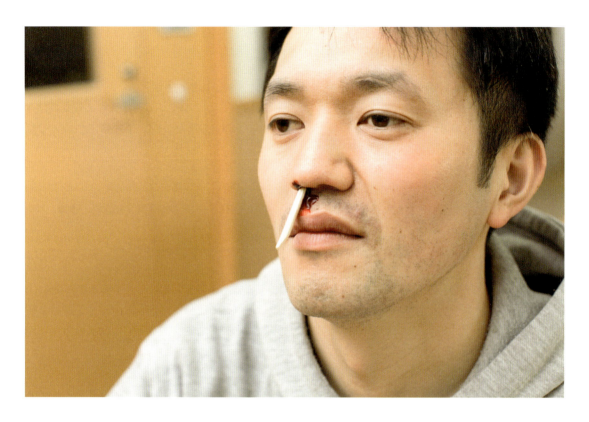

この状況を経験した看護師のコメント

「どんな体位でいるのが望ましいのか、そもそもどうやって頭部を固定したまま静止してもらうか、わからないことだらけだった」

「頭が真っ白になった。何をすべきかまったく見当がつかなかった」

| 自傷 |

| まず何をする | 次に |

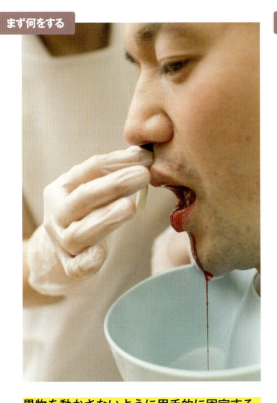
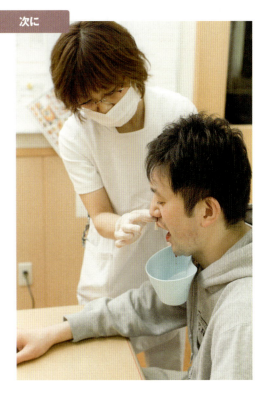

異物を動かさないように用手的に固定する。
⇒患者さんの協力が得られ、出血量も多くない場合は、ガーゼやテープで動かないように固定します。

・鼻出血が口腔内に流れ込んでくる場合は、ガーグルベースンなどに吐き出してもらいます。
・この時点では先端がどこまで達しているかわからないので、頭蓋底や眼窩底を突き破っている可能性を考慮し、鼻をすする行為はしないように伝えます。

とっさの声かけ、望ましい態度	○ 患者さんの恐怖感・孤独感の軽減を第一目標とします。 ○ 声の調子はゆっくりと低めに。 ○ 患者さんの視界に入る所から声をかけ、焦点が自分に向いているかを確認します。 ○ 幻聴の声に従わなければならないほど患者さんが追いつめられていたということです。そこに共感する姿勢で臨みます。 ○ 「鼻が痛そうに見えますが、痛みはどうですか?」と、本人を気づかう言葉を投げかけます。身体感覚の程度、意識レベル、意思の疎通の可否など、会話で得られる情報は精神症状や受傷の程度を査定するうえで重要なものです。
避けるべき言動	× びっくりしてしまう状況ですが、「何をしているの!?」など、問い詰める言葉は発するべきではありません。 × 大出血もあり得るので割り箸を抜いてはいけません。

05 幻聴による命令で、腕をバーナー型ライターで焼いた

50代前半男性。統合失調症。入院初日である。

前日に訪問ステーションの看護師が本人の自宅を訪問した際、ドアノブが外れ、部屋の壁一面にアルミホイルが貼られ、玄関に牛乳瓶や空き缶が敷きつめられていた。本人は頭にアルミホイルを巻いて「電波から守っている」と静かに話したという。その情報を受け、主治医が入院を勧め、任意入院となった。

入院時の荷物は訪問看護師が一緒にそろえた。自傷がなかったので、ボディチェックがないまま大部屋に入った。

夜間にナースコールがあり、「ゴーっという音がして焦げくさい」と同室者から訴えがあった。看護師が確認しにいくと、本人がベッドに座りながら左腕をバーナー型ライターで焼いている場面を発見した。

ただちにやめるよう伝え、火は止めたが、**熱傷はⅢ度**であった。本人は「**焼けと言われていたから**」と話した。

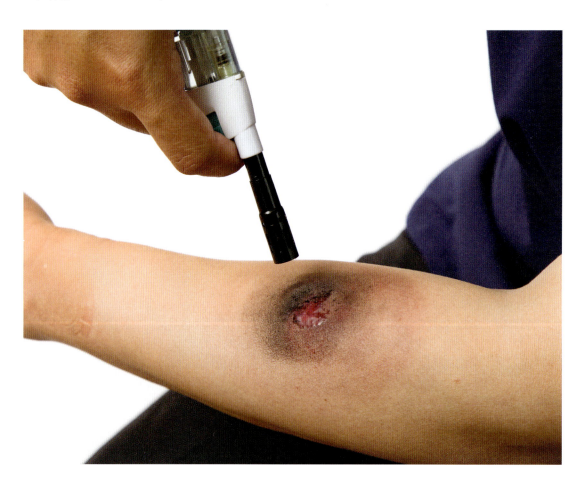

この状況を経験した看護師のコメント
「患者さんが何をしているのか、とっさにわからなかった」
「Ⅲ度の熱傷を見たことがなかったので、どのように対応すればいいのかわからなかった」

| 自傷 |

| まず何をする | 「**一度火を止めましょう**」**と一声かける。**
⇒急性期であることは間違いないので、声かけせずに力で制止しようとすると、患者さんが混乱し、手元が狂って創がさらに広がる可能性もあります。
バーナー型ライターの火を止め、渡してもらう。 |

| 次に | ・熱傷をアセスメントします（主に深度と範囲の観点から）。
[深度]
Ⅰ度…発赤のみ。
Ⅱ度…浅いものは「水疱形成・自発痛・圧痛」、深いものは「表皮剝離・水疱形成・鈍痛、知覚鈍麻」。
Ⅲ度…白色で固く伸展性のない皮膚を呈し、疼痛がない。
[範囲]
・指を含めた手掌を1%として数える「手掌法」が、とっさのときには簡便です。
・成人の場合はⅡ度熱傷が範囲20％以上、あるいはⅢ度熱傷が範囲10％以上で「重症」と判断します。ただ範囲と深度だけではなく、受傷機転（いつ、どこで、どんなもので、どのように受傷したか）も判断に加味します。
・熱傷はその深度と面積によって重症度が異なり、軽度熱傷、中等度熱傷、重症熱傷に分けられます（26頁コラム②参照）。
・今回はⅢ度熱傷でも範囲が2％未満なので、入院ではなく、外来での通院で治療可能と想定できます。
・痛みがある場合は冷却します。Ⅲ度まで深い場合は皮下組織・筋層にまで達していることになるので、感染予防を考慮して清潔なガーゼで被覆します。壊死細胞から種々の炎症性メディエーター★が放出され、局所だけではなく全身への炎症の波及も懸念されるので、専門治療の受診が必要です。 |

| とっさの声かけ、望ましい態度 | ○ 次のような声かけをします。声の調子はゆっくりと低めに、を心がけてください。
「**どうしましたか？**」
「**腕が熱いように見えますが**」
「**焼こうと思った理由はなんでしょうか？**」
「**今も燃やしたいですか？**」
「**ライターを一度預からせていただきたいのですが、よろしいですか？**」 |

| 避けるべき言動 | ✗ びっくりしてしまう状況ではありますが、「**何をしているの！？**」といったような、問い詰めるような対応はすべきではありません。
✗ 「**危ないからそれ、こっちによこしなさい**」のような指示的な言動は慎みます。指示的な言動はかえって相手を刺激し、逆の行動をさせてしまうことが多いと覚えておきましょう。 |

★炎症性メディエーターとは:傷ついた組織や炎症部位に浸潤した白血球や肥満細胞、マクロファージなどから放出される生理活性物質。血管透過性亢進、血管拡張、白血球の遊走・浸潤、組織破壊などの作用を引き起こす。また、ポリモーダル受容器を刺激し、痛覚閾値の低下による痛覚過敏を引き起こす。炎症性メディエーターが放出されると炎症性サイトカインが増加する。サイトカインは免疫系において防御機能として生産されているが、過剰生産されると各組織の酸素代謝は機能不全となる。サイトカインは血液を通して全身を循環するので、多量に循環し続けると多臓器不全となり、最悪の場合、患者は死亡する。

コラム② 熱傷は重症度によって、医療処置を求める先が変わってくる

熱傷の重症度は深度と範囲によって決まります。以下の表を参照し、救急搬送先を選択します。

表 熱傷重症度と選択される医療体制

重症度	深度・範囲	選択される医療体制
軽度熱傷	①Ⅱ度熱傷15%以下 ②Ⅲ度熱傷2%以下	外来通院で治療可能
中等度熱傷	①Ⅱ度熱傷15～30% ②Ⅲ度熱傷2～10%	入院施設のある一般病院へ受診調整を行う
重症熱傷	①Ⅱ度熱傷30%以上 ②Ⅲ度熱傷10%以上 ③顔面・手・足の熱傷 ④気道熱傷 ⑤電撃症 ⑥化学熱傷 ⑦骨折や軟部組織・筋組織などの損傷を伴う場合	熱傷センターや集中治療体制の整った医療機関への緊急搬送が必要

＊浅香えみ子,小林信(坂田三允編):精神科エクスペール19 患者の安全を守る看護技術.p.105-106, 中山書店, 2006に基づき作成。

［解説1］

自分を傷つける──そのとき、患者さんには何が起きているのか

"こう理解しよう"

　想像してみてください。自分の夜勤帯に、患者さんのリストカットを目の当たりにしました。あなたはどんなことを感じるでしょうか。

　「大変なことをされてしまった」「このあとの処置をどうしよう」と焦るでしょうか。「面倒くさいことになった」「信じられない」「人がいない勤務帯に限ってなぜ？」と、患者さんへの否定的な思いがよぎるでしょうか。あるいは頭が真っ白になってしまうでしょうか。

　私もそうした場に遭遇したとき、焦りや否定的な思いが浮かんだ体験があります。しかし、否定的な思いを持ったとしても、それを表面に出していいわけではありません。「なんでこんなことしたの！」と感情的になって患者さんを問い詰めたりしたら、患者さんとの関係性を破綻させてしまうかもしれないと、私たちはなんとなくわかっています。

　自身の内面では大きく感情が揺れているのに、それを表面に出すと患者さんとの関係が崩れてしまう……そんなとき、私たちは患者さんにどう接すればよいのでしょうか。

　まずは当事者である患者さんの中で何が起こっているのかを、いくつかのケースを見ながら考えてみましょう。

1　背景に幻覚・妄想がある場合

もし自分だったら……どうしてる？

　ケース01は、体感幻覚によって自傷に至った事例です。彼は自分の血管の中を這う虫を出したくて仕方がなかったわけです。

　皆さんも、もし自分の肩に毛虫が乗っていることに気がついたら、瞬間的に払おうとしますよね？　自分の腕の中を気味が悪い虫が這っている場面を想像してみるとゾッとしませんか？

　彼は虫がいると固く信じている、というより「疑えない状態」にあったと考えられます。

　私が出会った患者さんで「世の中のすべてが信じられない。自分自身さえ信じられない。自分が本当に生きているのかどうかも怪しいときがある。そんなとき、"生きてるかーい？"と自分の腕に聞くために切るんだ」と語ってくれた人がいました。

　この語りを聞いて私は、「そうせざるを得ないほど自分がわからなくなっているのか……」と妙に納得し、以後、自傷行為に対して抱いていた否定的な感情が薄らぎました。自傷は、患者さんが失われつつある自分を必死に取り戻そうとしている行為だと思うようになったからです。ある意味で「健全な姿」だとさえ感じるようになりました。

ぎりぎりで編み出した「手段」なのかもしれない

　統合失調症の患者さんによる自傷行為や自殺企図は「幻覚や妄想に支配されただ

け」と片づけられがちですが、じつは幻覚や妄想にもきちんとした意味がありそうです。ケース01の患者さんには思考過程に混乱が見られ、体に対して損傷を与える行動を選択していることは確かです。しかしここは忍耐力を持って、自傷行為を別の角度から捉えられないかを検討していく必要があると思います。

洗剤を大量に飲んでしまう患者さんがいたとします（たとえば46頁のケース09）。自殺を思わせる言動もあるでしょうが、「体に対する何らかの違和感に対して自分で解決しようとした行動」とも捉えられないでしょうか。

阿保らは統合失調症患者さんの妄想について、「患者は妄想を通して、自尊感情の増大、安全・安心、処罰・罪悪感やそれに伴う不安からの開放など、何らかのニーズを満たそうとしている」[*1]と述べています。また自傷行為については、「曖昧になってしまった自分自身を傷つけることで確認しようとしている」[*2]と述べています。

先ほど紹介した患者さんのコメントと併せて考えると、患者さんは自分を傷つけることを目的としているのではなく、疾患によって疑わしくなってしまった自分の存在を、体の感覚を用いることで確認しようとしていると言えます。自分を取り戻して生きていくために、ぎりぎりで編み出した「手段」と言えるのかもしれません。看護師はその過程を想像していくことをむしろ大切にすべきでしょう。

2 背景に幻覚・妄想がない場合

黙って見ていることも

ケース02と03は、受傷の背景に幻覚・妄想がないと思われる事例です。

自殺を目的にしている自傷と、関心を引くことを目的にしている自傷では、効果的な介入方法が異なるといいます。今まさに自殺しようとしている人には、慌てずに、静かにささやくような声で、「ちょっと待ってもらっていいですか」といった声かけをすることが有効です[*3]。しかし、関心を引く手段として自傷を行う人には、「話し合う準備をする」ことが効果的なようです。自傷は看護師に助けを求めているがための行為かもしれないし、自傷行為をすることで、自傷について話し合いたい状態なのかもしれないからです。

私も病棟で患者さんがリストカットを自分の目の前で始めたときに、しばらく黙って見ていたことがあります。時間にして5〜10秒だったかと思います。看護師がリストカットを黙って見ているのですから、当の患者さんも「おや？」と思っていたに違いありません。

私がそのとき止めなかったのは、他の患者さんや私がいる前でリストカットを始めたからです。「止めてくれるだろう」といった安心感のようなものも、患者さんから感じられました。

しばらく見ていると、私ではなく、それを見ていた別の患者さんが止めました。そして私に「なんで看護師のあんたが止めないの！」と怒りました。その患者さんもリストカットをする患者さんでした。

緊迫した瞬間だったにもかかわらず、私は内心「自分だってするじゃん」と吹き出

しそうになるのを堪えなければなりませんでした。そこで逆に、「どうしてあなたは止めたのですか？」と聞きました。

「目の前でリストカットされたら止めるもんでしょう」と答えが返ってきました。その答えを受けて私は、「人のリストカットは止めるものなんですね。じゃあ、あなたはどう思いますか」と、切っていた当の患者さんに話しかけてみました。

「そりゃ、目の前でやられたら止めるけど」との答えが返ってきました。そこからリストカットは自分にとってどういうものなのか（やりたくなるタイミング、やるとどうなるのか）や、リストカットをしているときは周りにはどうしてもらいたいのか、などの率直な話し合いが始まりました。

いま振り返ってみると、私がリストカットを黙って見ていたことが「話し合う準備」になったのではないか、と思います。あのとき、「やめなさい！」と叱って一秒でも早くやめさせるような対応をしていたら、決してこんな話し合いにはならなかったでしょう。それに、そもそも叱ってリストカットが治まるようであれば、患者さんは入院などには至っていないのですから。

患者さんは、リストカットのことを「叱られずに普通に話せたのは初めて」だと言っていました。そうしているうちに衝動は治まり、最終的にカミソリを渡してくれました。

これは私の目の前でリストカットを始めた例でしたのでこのような対応をしました。しかし、すべての自傷を見た瞬間に、それが自殺を目的にしているのか、関心を引くことを目的にしているのかを判断することは難しいです。同じ患者さんでも日々変化する場合もあります。ですから明らかにこちらの関心を引くためであると確信した場合を除いては、私たちは自殺への危険性を考慮してかかわることが必要だと思います[*4]。またそのどちらであっても、行為の背景にあるものに真剣に向き合うという方策は同じです。

「リストカットのいいところを教えてほしい」

ところで自傷の目的や解釈には、さまざまなものがあります。例を挙げると、「心の痛みに打ち克つために体に痛みを与える、自分を悪い存在と考え罰を与える、感情をコントロールする、周囲を支配する、怒りの表出、感情の麻痺に打ち克つための行為」などです[*5]。また「幼少期に十分なスキンシップを経ていない、感情飢餓状態に陥った人が、自分の体に傷をつけて感覚を呼び覚ます行為をすることが多い」[*6]とも言われたりしています。いずれにせよ、自傷はうっ積した感情を言語化する代わりに行動化している、という点で共通しています。

私はかつて、食塩のビンを割って病棟内のトイレでリストカットをしている患者さんに遭遇したことがあります。「考えたなぁ」と正直、感心してしまいました。自傷が許されない環境にいるにもかかわらず、ここまでして断行する裏に、その患者さんにとって何かいいことがあるのかもしれない。そう疑問に思った私は後日、「リストカットのいいところを教えてほしい」と聞いてみました。すると彼は、堰を切ったように話してくれました。

印象的だったのが、「元気になれるから」というコメントでした。その患者さんに

よると、「リストカットをするとテンションが上がり、それまでのストレスから解放される感覚になる。そしてまた明日から頑張ろうという気持ちになれる」と話していました。

そこで「晩酌みたいなものかな？」と確認したところ、「よくわかってくれた」と評価してもらえました。その患者さんはこう続けました。

「自分が行っている行為が褒められたものでないことぐらいは自分でもわかっている。見つけられるたびにやめろと言われるし、やめるための努力もしてきた。それでもやめられない。リストカットに勝る解消の方法がわからない。あるなら教えてほしい」

リストカットという方法が良いのか悪いのかはここでは問いません。しかしその患者さんは、自傷という行為を経ることで一時的に現在の問題を置いておくことができ、テンションを上げて迫りくるストレスフルな日々を乗り越えようとしている、ということはわかりました。

身につけざるを得なかったスキルとしての自傷

境界性パーソナリティ障害患者さんの行動化は、「自分の心を直視するのを避けるために行われる」と説明されることがあります[*7]。考えてみれば、元気になりたい、感情をコントロールしたい、ストレスを解消したい、注目を集めたい、などの行動の裏側に見え隠れする欲求は表面的なもので、その根源にある目的は「自分の心を直視するのを避ける」ことなのかもしれません。自分の心を直視するのを避けるためなら、自傷という手段さえ辞さないのです。そしてこの行動化は繰り返されていきます。私が出会った患者さんは行動化を繰り返すプロセスを以下のように教えてくれました。

行動化すれば大なり小なり後悔する→また自分を責め、否定する→でも、自分を責め続けることにも耐えられない→だからなんとか自分を肯定する材料が欲しい→浮かんでくるのは否定したい自分ばかり→そういった自分を直視したくない→だからまた行動化する――こういった循環の中で行動化が身についたのだとすれば、これはもう「身につけざるを得なかったスキル」と言えるのではないでしょうか。

もちろん、だからといって行動化が容認されるわけではないのですが、ここで私たちに必要なのは、そういった患者さんの背景を理解する、あるいは理解しようとし続ける姿勢です。

3 自傷後の様子に注意しよう！

自傷後は「すっきりして清々しい」のが普通

自傷行為が発見された、あるいは自殺が未遂に終わった患者さんの中には、妙にハキハキして元気な人がいます（たとえば42頁ケース08）。そういう患者さんを目の当たりにすると、あまりにハイテンション気味なので「かまってもらえるからやったに違いない」「死ぬ気なんてなかったんだ」と捉えてしまうこともあるかもしれません。しかし実際はそうではないのです。

こういった患者さんの状態の背景には何があるのでしょう。これは抑えられていた

ストレスや苦痛による感情や葛藤を、言語や行動で放出させて心理的な緊張が解かれたために起こる現象で[*8]、カタルシスと呼ばれています。カタルシスは、大業を断行したという自己陶酔感とも解釈されることがあります。

要するに自傷行為、自殺を行動に移すことで、一時的にそれまでかかえていた苦痛から解放された状態になっているわけです。苦痛が取り払われたので、清々しい表情になっているとも言えます。

一見精神状態が改善したようにも見えるのですが、患者さんを取り巻く環境は本質的に変化していないので、適切な対応をしなければいずれは元の精神状態に戻ってしまいます。

自傷後に「淡々としている」のは危険

自傷行為を決行する患者さんは、痛みや寒暖の感覚など、人間が生きていくうえで必要な身体的危険を知らせてくれる警報システムがまったく作動しない状態にあると考えられます。いくら自分自身を確認するための行動化とはいえ、体は警報を発していないのですから、受傷が深刻なものになる事例が少なくありません。

そんな中で私が特に警戒するのは、自傷後の受け答えが淡々としていたり、表情にほとんど変化のない患者さんです。ケース01は体感幻覚、ケース04や05は自傷を命令する幻聴、また36頁のケース07は罪業妄想が影響していると思われる事例です。いかにも痛そうですがほとんど無表情です。

こういった場合は特に警戒します。受傷の程度を把握することが困難なだけでなく、その後の行動の予測が立てられないからです。また、こういったときの患者さんは、生命を維持するための身体管理を自身で行う能力が著しく低下しているので危険です。再企図や身体管理に十分気を配る必要があります。

文献
* [*1] 阿保順子, 佐久間えりか編：統合失調症急性期看護マニュアル. p.73, すぴか書房, 2009.
* [*2] 同上. p.111-113.
* [*3] Ward, M. F.（阿保順子他訳）：精神科臨床における救急場面の看護. p.82-89, 医学書院, 2003.
* [*4] 石井美恵子, 小林信（坂田三允編）：精神科エクスペール19 患者の安全を守る看護技術, p.76-84, 中山書店, 2006.
* [*5] 川谷大治（加藤敏他編）：現代精神医学事典. p.412, 弘文堂, 2011.
* [*6] 山口創：子供の「脳」は肌にある. p.76, 光文社, 2004.
* [*7] 粕田孝行（阿保順子他編）：境界性人格障害患者の理解と看護. p.107, 精神看護出版, 2008.
* [*8] 大塚耕太郎（日本臨床救急医学会「自殺企図者のケアに関する検討委員会」編）：救急医療における精神症状評価と初期診療PEECガイドブック. p.36-40, へるす出版, 2012.

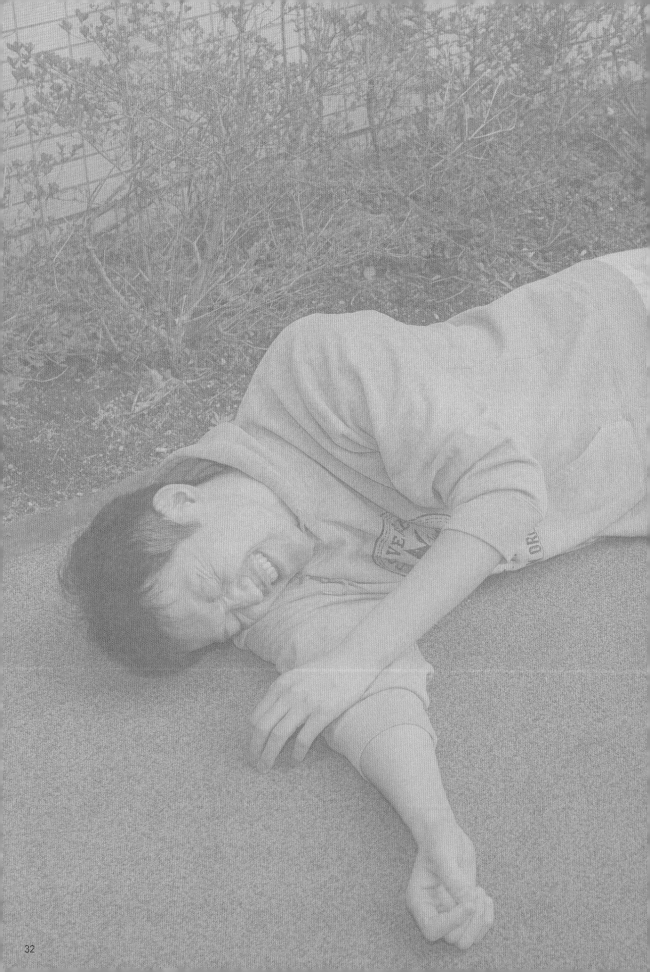

Ⅰ いざというときの動き方
応急処置が必要となった26のケース

2 自殺

ケース06 ナイフで腹部を切って自殺企図

20代後半男性。統合失調症。軽度知的障害。

病棟からの散歩が許可されていた患者さん。内向的でおとなしく、他患者さんとのトラブルもなかった。数日前、家族（父親）と外出し口論があったと情報があった。病棟に帰ってきてから本人はそのことについては話さず、症状が悪化する様子も見られていなかった。

当日の朝、「近所に買い物に行く」と言い、20分程度で帰ってきた。帰ってきた際、買い物袋には菓子パン1個とペットボトル1本が入っていた。

夜勤帯に入っても大きな変化がなかったが、0時15分くらいに同室の他患者さんから「部屋からうなり声が聞こえる」とナースコールがあった。訪室した看護師が確認すると、自分のベッド上で布団をかぶり、うずくまる患者さんを発見した。声をかけるが、うなるだけで意思の疎通が困難な状態であった。

患者さんに断ってから布団を取ってみると、シーツにおびただしい出血があることを確認した。懐中電灯で照らしてみると、**果物ナイフで腹部を切っている状態を確認した。傷は左側腹部から右に向かって15〜20cm程度の長さであった。**

のちに回復した患者さんに話を聞くと、「口論した父親への怒りが込み上げてきたが、それを父親にぶつけることができず、自分に向けた」とのことだった。果物ナイフは買い物の際に購入し、パンツに隠していたと話した。

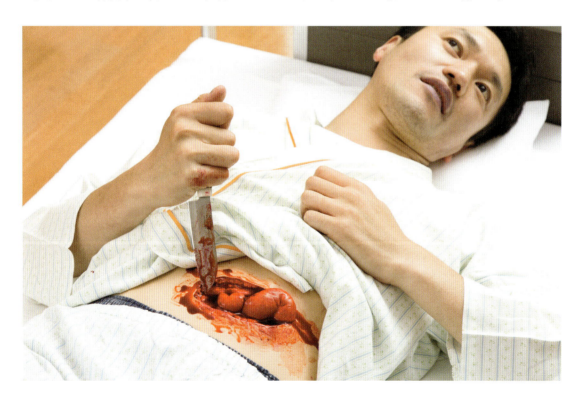

この状況を経験した看護師のコメント
「止血しようにも、どう止血していいのかわからなかった」
「腹部外傷の場合、どのような態勢をとってもらえばいいのかわからなかった」
「一部露出している臓器があったようにも見えたが、どうしていいのかわからなかった」

| 自殺 |

まず何をする	**危険物を渡してくれるよう依頼する。** ⇒依頼に応じてもらえない場合、「一度預かります」と一声かけてから預かります。この際、自分が傷を負わないために十分対応に留意します。1人での回収が困難な場合は、その場から離れず応援を呼びます。
次に	・この事例では臓器が露出していますが、腹部は脂肪層が比較的厚いので、刃先が脂肪層で留まり臓器に達していない場合もあります。可能な限り、創の深さを観察します。 ・刺創や深い切創で、明らかな臓器脱出が認められているような場合は、乾燥を防ぐためにサランラップで覆います。一度露出した臓器は感染のおそれがあるので、腹腔内に戻してはいけません。 ・腹壁の緊張を取るために、処置中は仰臥位で、膝を軽く曲げた体位とします。

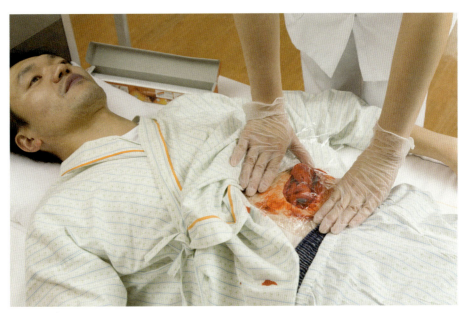

創部をサランラップで覆う。

とっさの声かけ、望ましい態度	○ 患者さんの恐怖感、孤独感の軽減を第一目標とします。 ○ 声の調子はゆっくりと低めに、を心がけます。 **「ナイフを渡してください」** **「あなたを助けるお手伝いをさせてください」** ○ 受傷程度を確認するときや、処置をするときは、そのつど言葉にして説明しましょう。緊急処置に頭がいっぱいになり刃物の存在を忘れがちです。預かったらすぐに、自分の手元から離さないようにします。応援が来たらまず渡し、安全な場所（詰所内など）に持って行ってもらいます。発見者は患者さんから離れてはいけません。
避けるべき言動	× びっくりしてしまう状況ですが**「何をしているの!?」**といった問い詰めるような対応はすべきではありません。

07 ハサミで首を切って自殺企図

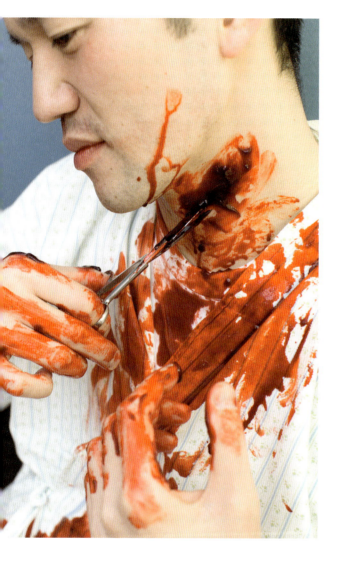

40代前半の男性患者さん。統合失調症。

22時30分ごろ、「転びました」と詰所に歩いてきて訴えた。左側頭部から出血が見られていた。2cm程度の裂傷であった。本人は「つまずきました」と話していた。

出血部位の周囲の髪を切り、その後剃毛し、ステリーテープで固定した。止血が確認できたのでガーゼ保護し自室に戻ってもらったが、詰所から出る際、患者さんは**髪を切るときに使った抜糸用のハサミを持ち出していた**。ハサミがないことに気づいた看護師は詰所内を探したが見つからなかった。

23時に巡回時間になったのでもう1人の看護師が各部屋を巡回した。看護師が先ほどの患者さんが寝ているかどうかを確認するためにベッドに行くと、枕周辺におびただしい出血の跡を発見した。患者さんは持ち出したハサミを使って自分の首を切っていた。

傷の大きさは喉ぼとけのやや左下から横に約5cmであった。「みんなに迷惑をかけるから死のうと思って」と患者さんは話した。口調は穏やかで意識もはっきりしていた。最初に試みたときにうまく首を切れなかったので、切りやすくするために首の皮膚を伸ばして切ったと話した。さいわい、傷は重要な血管や神経に届かない程度の深さであった。

この状況を経験した看護師のコメント

「命に直結する場面だとはわかったが、何をすべきかわからなかった」
「自分で首を切る、という行為が信じられなかった」
「患者さんがあまり痛みを訴えない点に戸惑った」
「転倒に対する傷の処置をした際、穏やかな様子が観察されたため、その後の自殺企図が予想できなかった」
「ハサミはすぐに片づけなければと普段から心がけていたが、頭部の止血に意識が向かっていた」

| まず何をする | **とにかく圧迫止血。** |

⇒ただ、両方から強く締めると血流障害を招くため、片側のみに圧迫が加わるように注意します。

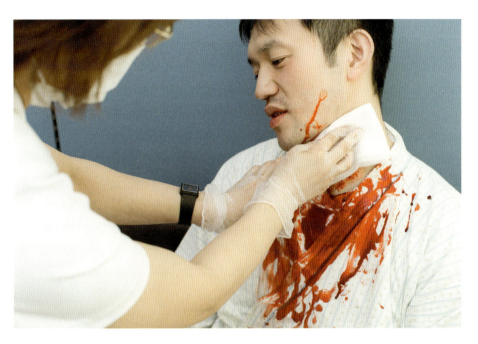

| 次に |

- 大量の出血があると、頸部を見ても解剖学的評価が難しいと思われますが、ケース07のように「声を出すことができる」「創部から空気の漏れがない」ようであれば、気道まで損傷は及んでいないと判断します。

[創部が気道まで達している場合]

- 最も優先すべきは気道の確保と呼吸です。血液流入による上気道の閉塞にも注意を要します。
- 動脈性の出血を止めるには強く圧迫せざるを得ません。しかし内出血が血腫を形成すると、気道を圧迫することがあるため、気道狭窄のチェックを継続的に行います。狭窄してきた場合には、嗄声や笛声が聞かれます。その場合は、確実な気道確保として一刻も早い気管挿管が必要になります。気管挿管と吸引の準備を行い、医師の処置を補助します。

[空気閉塞予防のために]

- 気道と呼吸が安定しているようであれば、臥床を促します。頸部の静脈損傷により、空気が逆行性に静脈内を上がり空気閉塞（気泡が血液に入り細い血管をふさぐこと）が起こり得るからです。座位・立位でいると、頭に空気が上り麻痺や意識レベル低下が見られる可能性が高まります。それらを予防するため、創を上にして臥床させます。そしてつど意識状態を確認します。
- 意識消失や痙攣が出現したら、空気閉塞が生じた可能性があります。酸素投与、再圧治療などが必要になってきますので、安全な体位を保持し、ただちに医師に報告します（安全な体位については、ケース24とケース25をご覧ください）。

| とっさの声かけ、望ましい態度 | ○ 「生きていると迷惑をかけると思ったのですね」「まだ死にたいと思っていますか」というように、話題を死ぬことからそらさず、真剣に話を聞きます。
○ 声の調子はゆっくりと低めに、を心がけます
○ 「死のうとするほど、周囲に迷惑かけることが嫌だったのですね」というように、つらさに対して受容的な態度で接します。
○ 「死なないと約束してください」と、死なない約束をします。
○ 死ななくてよかったということを「言葉」と「態度」で伝えます。
　言葉：「こんなに大きな傷なのに死ななくて本当によかったと思います」
　　　　「私はあなたに生きていてほしいと思っています」
　態度：真剣なまなざしを向けてください。
　　　　処置のたびに何をするかを告げ、患者さんの体は丁寧に扱います。
　　　　できる限り相手の目を見て、温かな声かけを心がけます。
○ 一緒にいるだけで自殺の抑止になります。
○ 返事がなく沈黙状態になってしまったら、無理に話す必要はありません。ただ、そばに寄り添います。
○ ハサミなどの鋭利なものはすぐに渡してもらい、回収してから処置をしないと危険です。

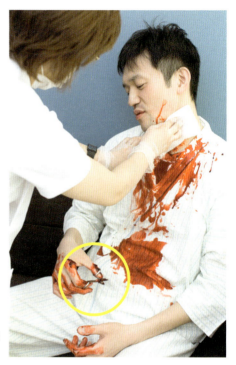

患者さんにハサミを持たせたまま処置をしている間違った対応例。

避けるべき言動 | × びっくりしてしまう状況ですが「何をしているの!?」と叱責するような対応はすべきではありません。
× 「死んでどうするの」「死ぬ気であれば何でもできるでしょ」と、問い詰めたり励ましたりしてはいけません。
× 「死んだって迷惑でしょ」「バカみたいなことするのはやめなさい」と、自分の価値観を前面に出す声かけは厳禁です。

| 自 殺 |

"こう理解しよう"

[解説2]
自殺発生──すぐに動くための5つの心得

心得その1　救命優先!

救命は現場保存に勝る。
だから動かしてよい!

- 自殺、事故、事件……。どのような状況であれ最優先されるのは救命処置です。救命処置のためには必然的に患者さんを動かさなければなりません。
- 自殺発見時、発見した病棟スタッフが救命を優先すべきか現場保存を優先すべきか迷わないために、管理者はこの原則を病棟スタッフに伝えておく必要があります。

心得その2　急変時とは違って、留意すべき点もある。

- ただし異状死となった場合はその後警察介入となり、死因の特定が行われます。そのため、初期対応では次のことに留意します[*1]。

縊首（首を吊る）の場合
①体を支え上げる（呼吸確保の可能性を探るため）。
②使用具を切る。結び目は残す。
③時計を見る。
④床に下ろして救命に全力をあげる。

刺傷の場合
① 刃物は抜かずに固定する。
⇒刃物を抜くことで大量出血→出血性ショック→死亡となることを回避するための措置です（刃物が刺さったままの場合は刃物が一時的にフタの役割を果たしています）。また、刃物を動かすことで疼痛増強、神経損傷を助長することになるので、刃物は固定しておくようにします[*2]。
②衣類はハサミで切る。
③時計を見る。
④救命に全力をあげる。

- 犯罪捜査規範第89条は、「負傷者の救護その他やむを得ない理由のため現場を変更する必要があるときまたは捜査資料を原状のまま保存することができないときは、写真、見取図、記録その他の方法により原状を明らかにする処置をとらなければならない」としています。
- そこで、原因確定に関連する部分はできるだけ残しつつ、救命にかかわるようにし

ます。自殺の経緯を整理・確認し、事実経過を医療記録に書く際には、なるべく正確に（時間も含めて）記録しておくようにします。自殺に関連した道具などは保管します。

心得その3　自殺企図の手段を知る。それがその後の治療に有効。

1.
自殺企図の手段を知る
- □ 服薬
- □ 服毒
- □ 刃物・刺物
- □ ガス
- □ 飛び降り
- □ 飛び込み
- □ 入水
- □ 縊首
- □ その他

2.
どんな身体合併症が起きるか
- □ 意識障害
- □ 呼吸不全
- □ 循環不全
- □ 中毒症状
- □ 外傷・臓器損傷
- □ 中枢神経症状
- □ Ⅱ・Ⅲ度熱傷
- □ 感染症
- □ その他

3.
どんな身体管理が必要か
- □ 精密検査
- □ 全身管理
- □ 輸液管理
- □ 手術
- □ 透析
- □ 高圧酸素
- □ 熱傷治療
- □ 呼吸管理
- □ その他

・自殺企図の手段を知ることが、どのような身体合併症がどんな重症度で起きるかを予測したり、どんな身体管理が必要かを検討するために重要な情報となります[*3]。

心得その4　救命手順

① 第一発見者は、
・患者さんの生命が最優先。
・ただちに周囲に大声で応援を要請し、救命処置を実施する。
② 応援要請を受けた職員あるいは所属長は、
・医師、看護師（2名以上が望ましい）に応援要請をする。
③ 応援要請を受けた医師・看護師は、
・ただちに現場に急行する（AED・救急カート持参）。
・関連部門スタッフなどとの連携により、医療チームとして対応する。

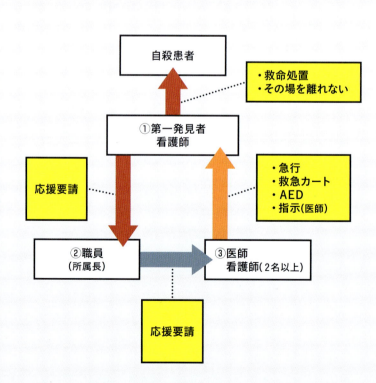

| 自殺 |

心得その5　警察と家族への連絡手順

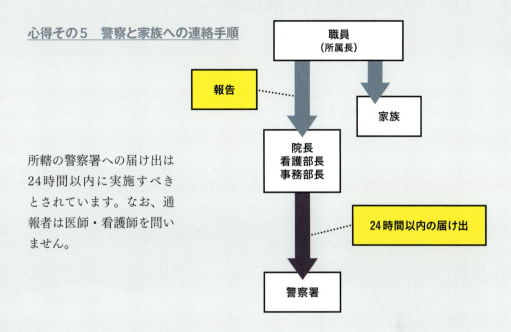

所轄の警察署への届け出は24時間以内に実施すべきとされています。なお、通報者は医師・看護師を問いません。

異状死の届け出の判断基準

　所轄警察署への届け出が必要かどうかの分岐点は、異状死かどうかにある。医師法では、医師が死体検案をし、異状があると判断した場合に警察への届け出義務を課している。自殺は「異状」なので届け出が必要である。
　届け出は24時間以内に行うことが義務付けられている。死亡診断がなされた時点で所轄警察署に通報するようにする。

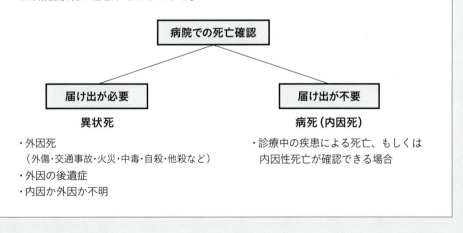

文献
*1　和泉市立病院医療安全管理委員会：医療安全管理マニュアル．2015．
　　https://izumi.tokushukai.or.jp/safety/pdf/head1/1-3-8.pdf
*2　田口裕紀子（三上剛人監修）：異変発生！ナースならできておくべき　すぐ、やる技術．p.17, 学研メディカル秀潤社，2014．
*3　大塚耕太郎（日本臨床救急医学会「自殺企図者のケアに関する検討委員会」編）：救急医療における精神症状評価と初期診療PEECガイドブック．p.23, へるす出版，2012．

08 | 飛び降りて自殺企図

30代後半の女性患者さん。統合失調症。

日中の外出に行ってきますと廊下に出た際、**窓を開けそのまま飛び降りた**。3階からであったが、落ちた場所が木の上で、右大腿骨骨折のみですんだ。

発見時「死ねなかった」と話し、「失敗しちゃった」と笑っていた。口調がはっきりしていて清々しい印象を受けた。

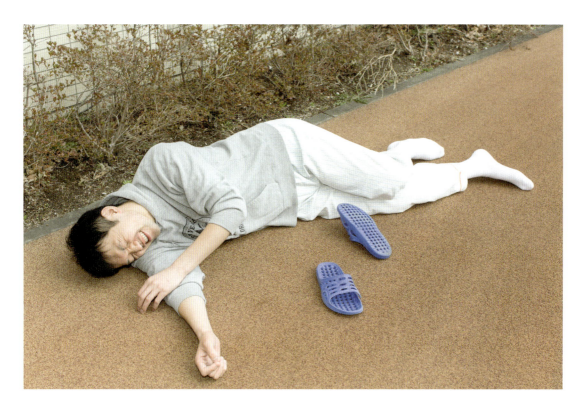

この状況を経験した看護師のコメント

「朝から気分の高揚は確認していたものの、飛び降りるとは思っていなかった。普段自死について話す患者さんではなかった」

「患者さんの表情が自殺を図った直後とは思えないほど明るかったので困惑した」

「あまりにも清々しい口調であったので腹が立った」

「患者さんの態度から本気ではなかったのではないかと感じた」

| 自 殺 |

| まず何をする |

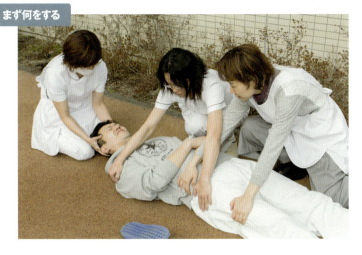

声をかける際は、必ず患者さんの顔側から行う。
⇒背後から声をかけると、患者さんが声のするほうに振り向き頸椎損傷を起こす可能性があります。

多くの人を呼び、1人は頭部を押さえて頸部のねじれや屈伸展がないように保持する（頭部保持）。
⇒頸椎損傷を起こさない、悪化させないことが、この場面での最優先事項です。

| 次に |

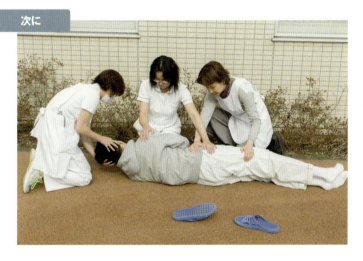

- 高所からの転落では、脊髄に損傷をきたしている場合があります。脊椎をできるだけ保護することが必要です。
- 背部を確認したり、搬送するためにシーツを入れなければならない場合は、体幹をねじらないように一本の丸太（ログ）を動かすようなイメージで横に向けます（ログロール）。

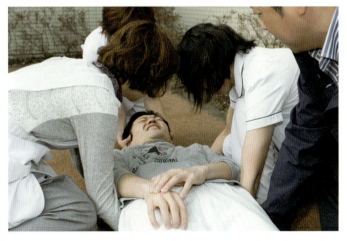

- 人手が多い場合は横には向けず、体幹が湾曲しないようまっすぐなポジションを保ったまま持ち上げるようにします（フラットリフト）。

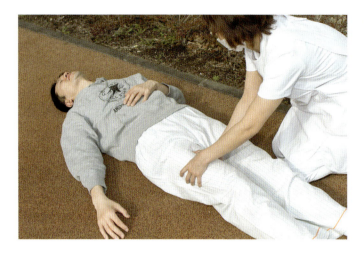

・観察は、生理学的な評価（45頁コラム③参照）を行った後に、頭部・頸部・胸部・腹部・四肢の損傷を確認します。

とっさの声かけ、望ましい態度	○ 自殺から話をそらさず理由について確認します。 ○ <mark>「死なないと約束してください」</mark>と、死なない約束をします。 ○ 死ななくてよかったということを「言葉」と「態度」で伝えます。 　言葉：<mark>「あんな高さから落ちたのに死ななくて本当によかったと思います」</mark> 　　　　<mark>「私はあなたに生きていてほしいと思っています」</mark> 　態度：真剣なまなざしを向けてください。 　　　　処置のたびに何をするかを告げ、患者さんの体を丁寧に扱います。 　　　　できる限り相手の目を見て、温かな声かけを心がけます。 　　　　相手の態度が明るすぎると思っても、それは「起こり得ること」として理解します。 ○ 一緒にいるだけで自殺の抑止になります。 ○ 返事がなく沈黙状態になってしまったら、無理に話す必要はありません。ただ、そばに寄り添います。
避けるべき言動	× 「**死んでどうするの**」「**死ぬ気であれば何でもできるでしょ**」といった問い詰めや励ましは避けます。 × 表情が明るいからという理由で「**本気ではなかったんじゃないか**」と言うのは禁忌。 × 相手の言動が明るいために腹が立つかもしれませんが、「**バカみたいに笑うんじゃないの**」といった声かけは禁忌です。

コラム③ 生理学的評価の方法（ABCD）

　生理学的評価とは、気道（A：Airway）、呼吸（B：Breathing）、循環（C：Circulation）、意識（D：Dysfunction of CNS）を確認することです。生体はエネルギー生産に不可欠な酸素を外界から取り込み、体に供給することで生命を維持しており、これらが障害されると生命の維持が危ぶまれます。そのため、この4つの指標は生命維持サイクル（**図**）と呼ばれ、これらを把握することが急変対応では非常に重要です。

　具体的なアセスメント方法は次のとおりです。
①まず患者さんの反応を見る際に「わかりますか？」と問いかけ、患者さんが「わかります」と答えた場合は、気道とおおまかな意識は大丈夫であると判断します。
②次に、呼吸が速いか遅いか、浅いか深いかを評価します。努力様の呼吸をしているようであれば、異常な呼吸と判断できます。
③さらに循環の確認をします。橈骨動脈を触れながら、四肢の冷汗を確認します。

　このようにして、気道（A）、呼吸（B）、循環（C）、意識（D）の評価をして生理学的異常を把握します。

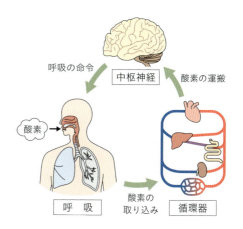

図　生命維持サイクル

コラム④ このような部位への自傷にはどう対応するか

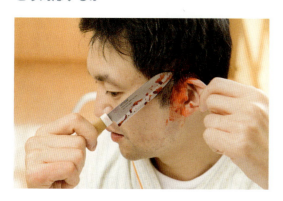

◎**耳を切った**　耳介が離断している場合は、離断した耳介の乾燥を防ぎ（ガーゼで覆い、ビニール袋で密閉）、再接着につなげます。

◎**目をくりぬこうとした**　眼球は片側6本の筋肉で支えられ、比較的太い視神経も存在しています。眼球を摘出するには眼窩の深くまでスプーン様の器具などを入れなければなりません。そのため、眼球を取り出すことはなかなか難しいかと思います。ただ、一般的に眼球の外傷を見かけたら、眼球保護と感染防止のために、紙コップなどを利用して眼帯のようにして直接圧迫が加わらないようにします。

◎**舌を噛み切った**　出血による誤嚥や窒息の予防が第一です。前屈位で血を吐けるようにしておきます。部位によっては創部を圧迫止血します。

09 | 洗剤を飲んで自殺企図

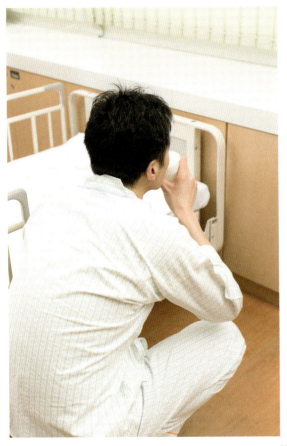

20代前半の女性患者さん。統合失調症。

20時30分ごろ、消灯前の巡回時に1室ずつ確認していくと、ある病室の窓際のベッド横で1人うずくまる患者さんを発見。よく見ると右手に泡立った液体が入ったコップを持っており、飲もうとしているところだった。

一度制止してあらためて**コップを確認すると**、中に水に溶かした粉洗剤が入っていた。粉洗剤はコップの半分まで入れられていたらしくほとんどが溶けないまま沈殿していた。

「死ぬつもりだった」と患者さんは小さな声で漏らした。患者さんは普段から「自分は汚れている」と言っていた。

「もしかして内側からキレイにしようと思ったんでしょうか?」とたずねると患者さんは小さくうなずいた。

「たぶんお腹が痛くなるだけかもしれないですね」と伝えるとまた小さくうなずいた。

> **この状況を経験した看護師のコメント**

「周囲に人がおらず、自分1人でどう対応すべきかわからなかった」
「症状が落ち着いている患者さんだと思っていたので驚いた」
「驚きと共に、その行動に対する陰性感情が募り、『洗剤程度では死ねないから』と、つい口に出しそうになった」
「単純に腹が立った」

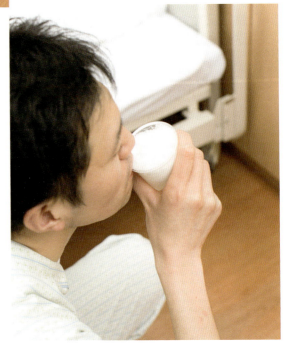

| 自殺 |

| まず何をする | **少量なら経過観察。**
⇒刺激を緩和するために牛乳か水を飲ませ、経過を観察します（コラム⑤参照）。 |

| 次に | ・摂取後1時間以内に嘔吐が起こらなければ中毒量を摂取した可能性は低いです。
・大量摂取したり誤嚥した場合は重症化することがあります。重症化した場合の治療は精神科の領域を超えるので、搬送します。
・意図的に吐かせることは誤嚥の可能性があるため、行わないでください。 |

| とっさの声かけ、望ましい態度 | ○ 自殺から話をそらさず理由について確認します。
○ **「死なないと約束してください」**と、死なない約束をします。
○ 患者さんの恐怖感・孤独感の軽減を図ることを心がけた声かけをします。
「洗剤を飲んで死のうと思うくらい、汚れていると思っていたのですね」
「一緒にいますね」
「よかったらお話しいただけませんか」
○ 話をそらさず理由について確認しますが、余裕があるようなら、緊張を解く目的でユーモアを交えることも（ただしユーモアを用いる際は慎重さが不可欠）。たとえば、**「もしかして、ビールよりも泡立っているからおいしそうに見えたのですか？」**など。
○ 一緒にいるだけで自殺の抑止、恐怖感の緩和になります。
○ 返事がなく沈黙状態になってしまったら、無理に話す必要はありません。ただ、そばに寄り添います。 |

| 避けるべき言動 | ✗「そんなもの飲んでも死ねないよ」といった怒りからの言動をとらないように。
✗「死んでどうするの」「死ぬ気であれば何でもできるでしょ」といった問い詰めや励ましは避けます。 |

コラム⑤ 服用したものの特定が重要

（1）水や牛乳を飲ませてよいかは、服用したものの種類によって分かれる

服用したものが「酸性・アルカリ性製品や界面活性剤を含む製品など」であれば、水や牛乳を服用させて薄めることで粘膜への刺激を和らげます。

しかし服用したものが、「石油製品やたばこ、防虫剤など」であれば、水や牛乳を飲ませることで体内への吸収を促進させ、症状を悪化させてしまうので危険です。

その意味で、「服用したものの特定」は重要です。

（2）たばこの場合の判断

たばこの致死量は成人で約2本ですが、通常は吐き気が生じて自ら吐くため、たばこの誤食による重篤な中毒発生はまれです。ただし、大量摂取して吐かない場合、1時間以内であれば胃洗浄を行う場合もあります。

灰皿に溜めてある水を飲んでしまうこともありますが、たばこ浸出液でニコチン中毒を生じる可能性があります。中毒症状としては、顔面蒼白、嘔吐、不機嫌があり、30分以内に重症化します。24時間無症状なら中毒の心配はありません。

ケース 10 首を吊って自殺企図

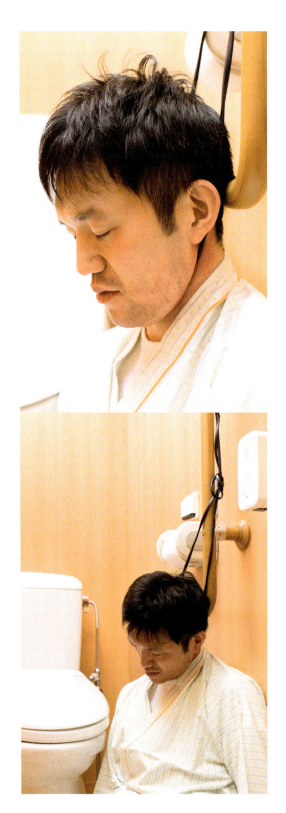

　20代前半の女性。境界性パーソナリティ障害。幼少時代に両親から虐待を受けていたと話す。左手首には複数の自傷痕があった。

　入院してからパニック発作の頻度が増え、昼夜問わず大声で叫ぶ姿が確認されていた。看護師はそのつど寄り添って話を聞いたり、頓服用の薬を服用させるなどして対応していた。

　入院して2週間ほどしたある日の16時ごろ、同室者で点滴をしている高齢患者さんのサーフロー針を抜き、自分の手首に何度も刺そうとしている患者さんが発見される。ビニール製のサーフロー針であったため、患者さんは受傷することはなかったが「**死ぬつもりだった**」と話していた。

　対応した看護師に「点滴を受けている患者さんの迷惑であるから二度としないように」と注意を受けると、「すみませんでした」と素直に応じた。頓服薬の服用を促されると素直に服用した。その後パニック発作が見られなくなった。日勤帯の受け持ち看護師は夜勤看護師への申し送りの際、「今は状態が落ち着いています」と申し送っていた。

　消灯を過ぎても特に発作も見られず経過していた。23時の巡回時、自床で臥床している患者さんが確認された。その後の0時10分ごろ、**トイレの手すりにベルトをかけ、首を吊った患者さんを発見した。**

> **この状況を経験した看護師のコメント**

「サーフローを手首に刺そうとしている場面に対して、パニックの延長であると判断していた。あとで振り返ってみて、自分の対応は間違っていたと感じた」

「パニック発作に対して陰性感情を抱いていたことから、かかわりが粗雑だった。そんなかかわりしかできない自分は看護師を続けられないと考えた」

| 自殺 |

まず何をする

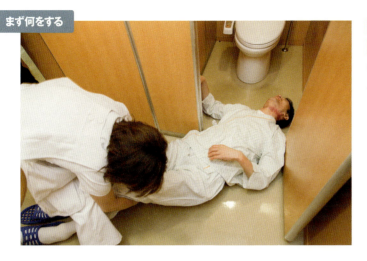

頸部を締めつけている原因を除去する。

⇒そして、安全な場所に移動させます。

次に

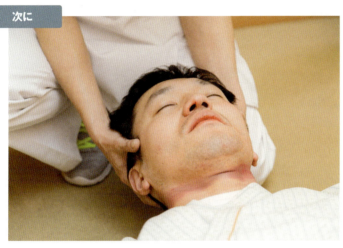

用手的に頸椎を保護する。

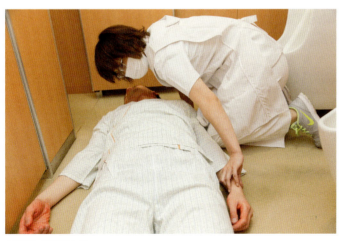

ABCDを確認する。

- 頸部が過伸展している場合は頸椎損傷の可能性もあります。用手的頸椎保護（43頁ケース08も参照のこと）を行って頸部を保護します。
- その後ABCD（気道、呼吸、循環、意識⇒45頁コラム③参照）を確認して、異常があれば対処します。気道の閉塞を防ぐには、頸椎の保護をしつつ下顎挙上法を行います（50頁写真参照）。
- 可能な限り早く酸素投与を開始します。
- 心停止の場合は、ただちにCPR（心肺蘇生）を開始します（50頁写真参照）。

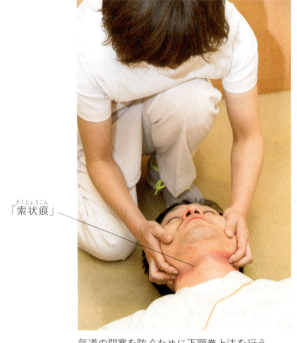
気道の閉塞を防ぐために下顎挙上法を行う。

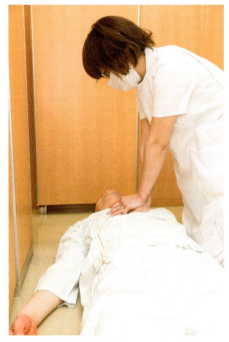
心停止していたらCPR（心肺蘇生）を始める。

とっさの声かけ、望ましい態度	○ 息があって回復した場合は、自殺から話をそらさず理由について確認します。 ○ <mark>「死なないと約束してください」</mark>と、死なない約束をします。 ○ 声の調子は低めにゆっくりを意識してください。 ○ これまでつらい体験を経てなお生きていること、苦労を重ねてきたことに対してねぎらうような言葉をかけます。 <mark>「あなたが死ななくて私はよかったと思っています」</mark> <mark>「よかったらお話しいただけますか」</mark> ○ 一緒にいるだけで自殺の抑止、孤独感の緩和になります。 ○ 返事がなく沈黙状態になってしまったら、無理に話す必要はありません。ただ、そばに寄り添います。
避けるべき言動	✕ 「なんでこんなことしたの！」といった非難は禁忌です。 ✕ 「他人に迷惑がかかるでしょ」「親が悲しむでしょ」「死ぬ気になればなんでもできるでしょ」のような、自分の価値観を前面に出す声かけは厳禁です。 ✕ 体を持ち上げたりベッドに戻す際は、ぞんざいな扱いを避けるようにします。 ✕ 指導的な言動は禁忌。 ✕ 落ち着いたから危機を脱したとは考えてはいけません。むしろ、危機状態が深刻になっている可能性を警戒しなければなりません。

コラム⑥ 縊頸・絞頸・扼頸の違い

首に圧がかかり、死に至った状態を区別するためにいくつかの名称があります。
縊頸（または縊首）は、自分の体の重さで頸部を圧迫して死に至った状態です。
絞頸は、体重以外の外力で頸部が圧迫されて死に至った状態。
扼頸は、絞頸の中でも人の手によって頸部が圧迫されて死に至った状態を指します。

自殺発見時は救命が何においても優先される事態ですが、命をとりとめる／とりとめないにかかわらず、「異状」である場合は原因をはっきりさせなければなりません。必然的に警察が介入します。ですから患者さんの身体状況もできるだけ正確に記録しておく必要があります。

死後の状態から両者を区別するときには身体状態が目安となります。違いを下の**表**に示します。

表　縊頸と絞頸・扼頸——死後の身体状態の違い

	縊頸	絞頸・扼頸
原因	自殺が多い	他損（他殺）が多い
顔面のうっ血・溢血斑	少ない	多い
舌の腫脹・突出	少ない	多い
気道閉塞（窒息）	少ない	多い
流涎	多い	まれ
索状痕	後上方へ斜走する 索状痕は非連続 前頸部では舌骨と甲状軟骨の間 索状痕基部は白色、硬化して光沢がある	水平方向に走る 索状痕は全周性 前頸部では甲状軟骨上 索状痕基部は発赤して軟らかく、出血がある
ひっかき傷・擦過傷	まれ	多い 扼頸では加害者による 指頭大・紫赤色の変色斑
頸部	引き伸ばされる 骨格筋の損傷なし	— 骨格筋の損傷あり
頸椎骨折・脱臼	少ない（高齢者に比較的多い）	きわめてまれ

＊救急救命士標準テキスト編集委員会編：改訂第9版　救急救命士標準テキスト　下巻．へるす出版，p.1045, 2015より

ケース 11 | 大量服薬で昏睡状態に

30代前半の女性。境界性パーソナリティ障害。

前日にリストカットをしており、市内の救急当番の総合病院に搬送された後、1泊入院した。翌日、精神科の受診を勧められ、普段から通院していた当院を受診。任意入院となる。

入院時の受け答えはハキハキしており「見つかっちゃったらしょうがないよね。入院よろしくお願いします」とやや高揚している様子がうかがえた。

入院は午前中であったが、1日を通して同室者とのトラブルもなく過ごしていた。

夕食の時間になった。患者さんが食堂に来ないので看護師が声をかけに行くと、ベッド上で**いびきをかいて寝ている患者さん**を発見した。異変を感じた看護師がベッド周囲を見ると、**空の薬袋が大量にベッド横に落ちている**のを発見。薬袋には「寝る前」と記載されていた。通院中に処方されていた薬を飲まずに溜め込んでいたものと思われる。JCSⅢ-200だった。

入院時、看護師に「持参している薬はありますか」と問われた際、「全部飲んじゃったのでありません」と答えていた。

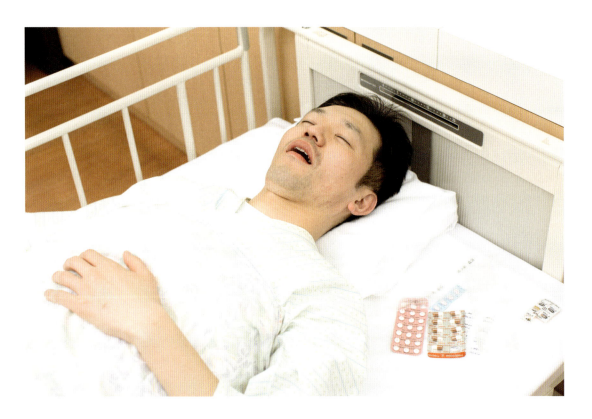

この状況を経験した看護師のコメント

「夜間帯に入っており、しかも食事介助もあるときで、少ない人数でどう対応したものかと困った」
「入院の様子から自傷行為には気をつけていたが、大量服薬は頭になかった」
「荷物チェックを入念にして危険物を避けようとしていたが、薬を見つけることはできなかった」
「薬の副作用などへの予想が立てられないことが不安だった」

| 自殺 |

| まず何をする |

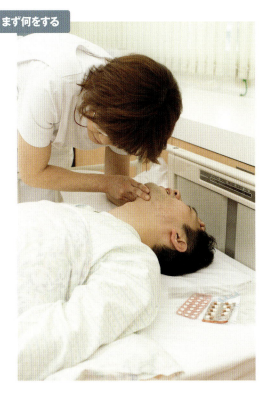

用手的気道確保を行う。
⇒まず呼吸状態、循環動態の改善を図ることが最優先です。

| 次に |

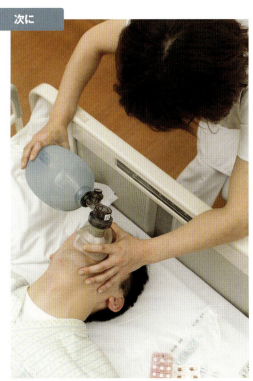

呼吸抑制時はバッグマスクを使用。

- 意識障害の重症度・緊急度判断（生理学的評価）をします。
- 当直医に報告し、診断を依頼します。
- 下記のいずれかが認められる場合は、重症以上。
  意識：JCS Ⅲ-100以上。
  呼吸：10回/分未満または30回/分以上。呼吸音の左右差。異常呼吸。
  脈拍：120回/分以上または50回/分未満。
  血圧：収縮期血圧90mmHg未満または収縮期血圧200mmHg以上。
  SpO_2：90％未満。
  その他：ショック症状。
- 重度の意識障害では舌根沈下による気道閉塞をきたすため、用手的気道確保を行います。
- 呼吸抑制が起こっている場合、バッグマスクによる補助換気を実施します。
- 何が処方されていたか、薬名の確認も必要です。応援スタッフに外来カルテを参照してもらいます。

とっさの声かけ、望ましい態度	○ 声かけに対して反応が確認された場合は、「今の気分はいかがですか」と聞くことで、意識状態の確認ができるだけでなく、相手に対して関心があることを伝えることができます。 ○ 「大変なことがあったようですね」「よかったら聞かせてください」といった、受容的な態度で接します。 ○ 処置のたびに何をするかを告げ、患者さんの体は丁寧に扱います。 ○ できる限り相手の目を見て、温かな声かけを心がけます。
避けるべき言動	× 「なにバカなことしているの!」といった非難は禁忌です。 × 「迷惑なことでしょ」「死のうとするなんて愚かなことです」のような、自分の価値観を前面に出す声かけは厳禁です。 × 体を持ち上げたりベッドに戻す際は、ぞんざいな扱いを避けるようにします。

コラム⑦　境界性パーソナリティ障害の患者さんへの支持的受容について

　「依存的な人間関係を構築しやすい」との理由で、境界性パーソナリティ障害の患者さんには「距離を取るように」と臨床現場で教わっていることが多いように思います。そういった背景もあって、臨床において「支持的受容」は敬遠されがちです。しかし阿保は「人間に対する基本的信頼の不足ないしは欠如がベースにある人々との看護関係は、支持的受容から出発するしかないはずである」*と述べています。緊急時はさらにその必要性が高まります。緊急時のときこそ下のような支持受容的な姿勢が求められることを忘れないでください。
○ 一緒にいる。それだけで自殺の抑止になります。
○ 返事がなく沈黙状態になってしまったら、無理に話す必要はありません。ただ、そばに寄り添います。

＊阿保順子（阿保順子・粕田孝行編）：境界性人格障害患者の理解と看護. p.42, 精神看護出版, 2008.

[解説3]
自殺未遂をした患者さんとの対話

"こう理解しよう"

1 わかっていても叱責してしまう

依存症の患者さんと同じ？

　目の前で自傷行為が展開されたとき、介入するあなたは何を感じているでしょうか。「どのような声をかけていいのかわからない」「状況を悪化させてしまうかもと思うと声をかけられない」といった戸惑いを感じるでしょうか。あるいは「甘えている」「気を引きたくてやったんじゃないか」と腹立たしさを感じるでしょうか。

　「気を引くための自傷行為」だと捉えると、正直苛立つこともあるかもしれません。しかし、その行為が「自殺」目的なのか、「関心を引く手段」なのかを二項対立的に判断することは難しいでしょう。そもそも自殺だから丁寧に、自傷だから手を抜いていい、という話にはなりません。自傷を見たら自殺への危険性を考慮してかかわることも必要です[1,2]。

　とはいえ私自身もかつては、そうした場面で苛立ちをかかえていた1人でした。とにかく問題行動をやめさせようと必死でした。患者さんへの心ない一言や、指導的態度でかかわることもありました。

　「自殺（自傷）は、してはいけないことだ」と指導したり批判することが無意味であり、状況を悪化させかねない対応であることはよく知られています[3]。望ましくない対応を受けた患者さんは、一度は落ち着いたように見えても、再企図の危険性が高い状態になっています。しかし、わかっていてもとっさのときは指導しがちですし、ときに叱責してしまうこともあります。

　「いけないとわかっていてもしてしまう」……依存症の患者さんも同じことを言いますよね。それくらい行動を修正するのは難しいということを私たちは体験的に知っています。では、どうすれば私たちは望ましくない対応を避けることができるでしょう。私は、まず「相手にどのようなことが起きているのかを知ろうとする」ことからではないかと思っています。

2 自殺にいたる過程で患者さんに何が起きているか

解決するために自殺を選んでいる

　自殺を決意する患者さんの中で何が起きているのでしょうか。Shneidmanは自殺を試みる人には、自殺に関連して、次のような共通の認識や行動パターンが見られるとしています[4,5]。
(1) 自殺の目的 (purpose) ……解決を探ること
(2) 自殺の目標 (goal) ……意識を止めること
(3) 自殺の契機 (stimulus) ……耐え難い心理的痛み
(4) 自殺の背景となるストレッサー (stressor) ……心理的要求が満たされていないこと

（5）感情（emotion）……絶望感と無力感
（6）認知（cognitive state）……両価性の状態
（7）認識（perceptual state）……狭窄の状態
（8）行動（action）……退出への希求
（9）対人行為（interpersonal act）……意図の伝達手段としての行動化
（10）一貫性（consistency）……人生全般にわたる同じ対処パターン

　この特徴を詳しく見てみると、自殺を決意する人は死ぬことを目的にしているのではなく、事態の解決策として自殺を選んでいることがわかります。自殺未遂患者さんは死ぬことを目的としている人なのではなく、死んで意識を止めることが事態の唯一の解決策だと信じている人なのです。自傷に関しても、解決策として自傷を選択している点で同じことが言えると思います。

トドメの言葉にならないように

　彼らがなぜ自殺や自傷をするしかないと信じているかというと、心理的な狭窄があるからです。つまりその状態にある患者さんは「これが唯一の解決策」だと信じているのです。

　そのような状況にある人に「してはいけないことだ」と言葉にすることは、ギリギリの解決策として出した患者さんの決断に対して「あなたの決断は間違いだ」とトドメを刺すことになります。

　皆さんも、自分が出した結論を否定されたことで傷ついた経験はないでしょうか。自殺・自傷をやめさせたいあまりに、「してはいけない」と伝えたい気持ちはよくわかります。しかし、実際にそれを言葉や態度にすると、かえって患者さんの傷を深め、自殺完遂の可能性を高めるのです[*6]。

　もちろん、自殺は間違った決断だと私も思います。しかし、そのことを自殺未遂患者さんに対して直接言葉にすることも間違った決断です。患者さんがギリギリでたどり着いた解答を、理由もたずねずただ否定することは、患者さんの孤独感を強めるからです。

3　してはいけない対応

支援者の対応が自殺のリスクを高めている!

　自殺未遂患者さんの状況を悪化させかねない対応には**表1**のようなものがあります。

　私は実際、自殺を試みた経験がある患者さんたちから、こんな声を聞いたことがあります。
——自殺しようとしているところを看護師に発見され「なにバカなことやっているの?」と言われ、さらに自殺の決意を強めた。
——「死にたい気持ちになるんです」と医師に相談したところ「本当に死にたい人はそういうことは言わないんですよ」と言われ、自分が真剣に悩んでいたことを軽く扱

われたと感じた。

　また自殺未遂をしたあとに、医療者があからさまに自殺から話題を遠ざけようとする姿勢に、ますます孤独感が強くなったという声もありました。

　これらは支援者の対応によって逆に自殺の決意が強まってしまう、孤独感が強くなってしまう、という例です。私たちの声かけや対応が自殺企図のリスクを高めたり、長期にわたる効果的な介入を妨げてしまう可能性があることを、もっと自覚する必要があります。

表1　自殺を試みた人に、してはいけない対応

してはいけない対応	具体例
安易に激励する	・「これまで頑張ってこれたんだから頑張って」 ・「気をしっかり持たなきゃ」 ・「死ぬ気になれば、なんでもできるでしょう」 ・「せっかく助かったんだし、これからしっかりしないとね」 ・前向きな言葉を多用する
自らの価値観で相手を説得する	・「自殺はしてはいけないことでしょ」 ・「なにバカなことやっているの」 ・「自殺なんて周りの人が悲しむし、迷惑でしょ」 ・「自殺がいけないことぐらいわかるでしょ」 ・「助かったんだし、よかったじゃない」 ・「そんなの（悩み事は）たいしたことないんじゃないですか」
患者さんに話をさせない	・一方的に話す ・患者さんを避ける ・身体面の状態や治療に関する説明だけをして、精神面には触れない ・「今は体の治療に専念しましょう」 ・自殺の話題から話をそらす ・説明なしに行動制限する
患者さん自身を批判・否定する	・「死ぬ気なんか初めからないくせに」 ・「生きたくないなら仕方ないね」 ・「自分でやったんだから我慢しなさい」 ・「こんな方法じゃ死ねないよ」 ・自殺に対する叱責
カタルシスを精神状態の改善と勘違いする	・「元気になったみたいね」 ・「もう大丈夫ね」 ・「ずいぶん元気だけど、本当に死のうと思っていたの？」 ・患者さんの「もう大丈夫」を鵜呑みにする

以下に基づき著者作成。
＊大塚耕太郎（日本臨床救急医学会「自殺企図者のケアに関する検討委員会」編）：救急医療における精神症状評価と初期診療PEECガイドブック．p.39-40，へるす出版，2012．
＊日本臨床救急医学会：自殺未遂患者への対応——救急外来（ER）・救急科・救命救急センターのスタッフのための手引き．2009．

支援者が陥る「正したい反射」

　支援者が持つ衝動の1つに「正したい反射（righting reflex）」があります。物事を正し、直し、損害を防ぎ、幸福を促そうとする強い願望が動機となって、間違った方向へ進

んだ人を見ると正したくなるのです*7。この衝動は、支援者であれば誰でも持っていると言えるでしょう。問題は、この「正したい反射」に基づく説得が逆の効果をもたらすという点にあります。かえって自傷や自殺のリスクを高めてしまうことになるのです。

以前、私もこの「正したい反射」のままに対応してしまったことがありました。少しずつ外出が許可された統合失調症の患者さんが、自宅に外出した際にカッターで自分の首を切ってしまいました。さいわい命に別状はありませんでしたが、帰院してすぐに隔離を余儀なくされました。

その人は私の受け持ち患者さんでした。真っ先に患者さんの部屋に向かい、自分が心配していることを伝えようとしたのですが、顔を見た瞬間に怒りが込み上げるのを抑えられず、つい叫んでしまいました。

「これからってときに、どうしてそんなことをしたの！ 今までやってきたことがすべて無駄になってしまったじゃないか！」

それまで患者さんは、周囲からバカにされ続ける声が聞こえてきたり、ニュースで犯罪者として自分のことを報道されている気がしてならないといったことをいつも私に相談してくれていました。しかしその一件以来、いっさい相談されなくなってしまいました。再び相談してくれるまでには相当の時間を要しました。

私が「正したい反射」のままに発した言葉で、それまでに構築してきた彼との関係を崩してしまったわけです。彼は「理解してもらえない」と諦めてしまい、さらに追い詰めてしまったのです。自殺のリスクを高めてしまったとも言えます。本当に必要だったのは、患者さんの動機を理解しようと努め、患者さんの話を傾聴することだったのです。

4 「望ましい対応」とは

TALKの原則

対応に当たっては「TALK」の原則（**表2**）が大切です。誠実な態度で話しかける（Tell）、自殺についてはっきりたずねる（Ask）、相手の訴えに傾聴する（Listen）、安全を確保する（Keep safe）、のそれぞれの頭文字を当ててTALK*8です。この原則を覚えておくと、とっさのときに自分にブレーキをかけることができるでしょう。まずは落ち着いて一呼吸置くためにも役立ちます。

表2　TALKの原則

Tell	誠実な態度で話しかける
Ask	自殺についてはっきりとたずねる
Listen	相手の訴えを傾聴する
Keep safe	安全を確保する

一緒に研究するかのように

　緊急時は対応に追われがちですが、私は、患者さんの「地が出てきている」ときと捉えるようにしています。症状に支配されている、周囲を支配しようとしている、といった捉え方が間違っていると言うつもりはありません。ただ、そういった表面に見えているものの奥で何がうごめいているのかを見つめたいと思うのです。その見つめる作業を、その場では難しくても、最終的には患者さんと一緒に行いたいのです。こうした作業は当事者研究と呼ばれます。患者さんとの関係が崩れてしまうと、この一緒に見つめる作業は叶いません。

　先に紹介した「自分を確認するため」に自傷行為をする患者さんと話したとき、私は「自分を傷つけるのって、アナログのGPSみたいなものかな？」と質問を投げかけたことがあります。その患者さんは自分の存在を確認するために自傷行為をしていると思ったからです。すると「そうだ。よくわかったね」と返答が返ってきました。

　そうしたやりとりを経て、「じゃあ、アナログのGPS（自傷行為）以外で、自分を確認する方法を探してみるのはどうでしょう」と提案すると、患者さんはまんざらでもなさそうな様子でした。そこでまずは、自傷すると"どんな効果"があるのかを教えてもらうことにしました。彼はいろいろ教えてくれました。ただ、状態が安定したことから間もなく退院が決まってしまい、自傷による効果を検証することが中途半端になってしまいました。

　そこで退院の前に私は、当院で開かれている「当事者による茶話会」のことを彼に紹介することにしました。週に1回開かれており、当事者が集まり自傷についてあれやこれや、そのメリットや効果も含めて話し合っているのです。

　患者さんは茶話会に通い続けているようでした。数か月して外来で会った患者さんに、「その後GPSはどうなりました？」とたずねる機会がありました。すると「GPSを作動させる頻度が減ってきた」という答えが返ってきました。なぜなのかを聞いてみると、「前ほど（自傷を）したいと思わなくなった」と意外なほどサラッと言うのです。私は驚きました。興味深いのは、茶話会の中では一言も、「自傷はいけないことだ」といった話はなかったという点です。

　私はもしかするとこの患者さんは、「リストカットの話を仲間と続ける」ことで、自分を確認できたのかもしれないなと感じました。コミュニケーションは自分と他者がいないと成立しません。自分を理解しようとしてくれる集団に出会い、コミュニケーションが成立したことで、そこに所属している実感を得て、それがGPS（自傷行為）の作動を押さえることに一役買ったのではないでしょうか。

　Wardは、「看護者は自分たちの立場ではなく、クライエントの立場で真剣に彼らの行動を理解しようとしなくてはならない。それには忍耐強さや、技術、そして起きていることを真に理解したいという心からの欲求が必要である」[*9]と述べています。そこに効果的な介入方法を見つけるヒントがありそうです。

5 当事者研究のすすめ

当事者研究でのものの見方

さて、先ほども少し触れましたが、あらためて「当事者研究」を紹介したいと思います。この名前は最近こそ精神科に限らず、さまざまな場で聞くようになりましたね。読者の皆さんも一度は耳にしたことがあるかもしれません。

当事者研究は「エンパワメントアプローチ」です[*10]。エンパワメントとは、個人、家族、集団、組織、地域社会が内に持つ強さや長所・能力を発見し、引き出し、伸ばすことです。当事者研究に参加した患者さんは自分の中にある強さや長所を発見することができます。

当事者研究では従来のように、問題解決を目的とはしません。当事者研究においていちばん重要な作業は、これまで〈問題〉と見なされてきたもの（たとえば自傷他害、病的な嗜癖、浪費など）を〈貴重な経験〉や、〈臨床の知〉として扱う点だと私は思っています。

これまで精神科病棟では「逸脱した行動」をやめさせようと必死になる風潮がありました。それは精神科看護師にとって、逸脱した行動が〈問題〉だったからです。自殺・自傷行為はその最たるものです。しかし〈問題〉を「問題視」して解決しようとするからこそ、わたしたちは〈問題〉から離れることができなかったのです。

当事者研究を体験し、患者さんの行動を理解していくと、これまで問題として扱ってきた逸脱は、じつは患者さんなりの工夫やスキルであり、ギリギリのところで出すしかなかった結論であったことに気づかされます。それに気づくと、〈問題〉と思われている出来事に向き合う私たちの「態度」「捉え方」「立ち位置」が変わります。

自殺を決意する患者さんは、事態の解決策として自殺を選ぶ、と先に述べました。自殺したいのではなく、解決策を探しているのですから、別の解決策が浮かび上がれば自殺を選ぶ理由がなくなります。そうであるなら、一緒に別の解決策を考えればよいということになります。

解決策を一緒に考えるには自殺の動機を知る必要があります。動機をさかのぼる過程に解決策のヒントがあるからです。ところが、ここで「自殺は問題である」という意識で叱責すると、患者さんの口から自殺の動機を聞くことはできません。そのため一緒に解決策を考えることもできず、患者さんの自殺企図は繰り返されることになるでしょう。

自殺・自傷行為から患者さんを護るために介入に臨む際、支援者は〈問題〉という捉え方になるのをグッと堪えて、「なぜそれが起こったのか」「そのことがもたらしたものは何か」という問いを患者さんと共有し、研究する姿勢が望ましいと思います。

当事者研究を体験すると、看護実践での自分の姿勢が変わっていることを実感できます。これまで当事者の方たちが行ったさまざまな研究、たとえば「どうしたら摂食障害になれるのか」[*11]、「金欠の効果は何か」[*12]、「ケンカのメカニズムについて」[*13]、「爆発（暴力や破壊行為）の活かし方」[*14]などがありますので、ぜひ読んでみていただきたいと思います。

具体的にどのような対話ができるか

では、患者さんと「なぜそれが起こったのか」「そのことがもたらしたものは何か」という問いを共有し、研究していくにはどうすればよいのでしょう。「具体的にどのように声をかければいいのかわからない」という声もあるかもしれません。そんなとき、私が大事にしているのは「無知の姿勢」[*15]です。

「無知」と聞くと「専門職者が無知でいいはずがない」と不快な思いをする方がいるかもしれません。しかし、目の前の自殺未遂患者さんがどのような背景で自殺に至ったのかについて、私はまったくの無知なのです。ですから文字どおり「教えてもらう」必要があるのです。

臨床における当事者研究の原則を、浦河べてるの家の向谷地生良さんは**表3**のように教えてくれました。

表3　臨床における当事者研究の原則

原則	臨床での姿勢
① 非評価的・非援助的態度	スタッフは本人の語りに対して積極的な関心を示しながら聞き、内容が妄想的かどうか、何が問題か、などの評価を伝えたり、否定したりしない。また、医療従事者が目指すべき到達点を一方的に示すような従来の援助のあり方とは一線を画す。
② 外在化した態度	「問題」に対しては批判的でも、「人」に対してはつねに共感的・肯定的な態度を大切にする。
③ 積極的関心	あいまいな語りや本人の独特の言葉づかいに対しては、質問したり対話を重ねたりしながら意味を解き明かしていく。
④ 対話のトライアングル	どんな場面でも、経験や出来事（テーマ・課題）を前に置きながら研究的対話を重ねる。
⑤ 苦労の見える化	内容の視覚化・データ化に努め、パソコンなどを見ながら本人と一緒に図式化したり、ホワイトボードに絵やグラフ、流れ図を描いたり、ときにはアクションを交えながら対話を深める。
⑥ 出会いを創造する	問題や苦労を通じて、仲間との出会いが生まれる。地域のネットワークにつながることを意図する。

無知という姿勢は、上記の原則では「①非評価的・非援助的態度」「③積極的関心」に当たります。

自殺に対して積極的関心を示すとしたら……たとえば次のように質問してみてはいかがでしょうか。

「どのようなときに死にたくなりますか？」
「決行時の自殺したい気持ちが10点なら今は何点ですか？」
「自殺に期待することは何でしょう？」

実際、私がそうした質問を投げたところ、患者さんは「襲ってくる不安を止めようと思って」とか「何年も病気を治そうと苦労してきたが結局治らなかった。死ねば病気もなくなると思って」と素直に答えてくれました。
　そこで私は次のような会話を続けていきました。

中村　死ねば不安が止まるということですね。不安が止まるとどうなりそうですか。
患者さん　きっと、幸せだと思う。
中村　本当は幸せになりたいのですね。
患者さん　うん。
中村　○○さんが考える幸せってどういう形でしょうか。
患者さん　う〜ん。（沈黙）今とは違うと思う。
中村　今とは違う、というと？
患者さん　薬を飲まなくてすむとか、もう少し怖い気持ちがなくなるとか。あと、働けるとか。本当は一人暮らしでいけると思うのに、そうさせてくれなかったから（沈黙）。
中村　何か大変ないきさつがあったみたいですね。よかったら聞かせてもらえますか。

　こんなやりとりになりました。こういうとき私は「問題探し」をしないよう心がけています。
　対話を通してこの患者さんが、死にたい人なのではなく、幸せになりたい人であることがわかりました。そこから「幸せになるにはどうしようか」という話になりました。問題探しをしない質問によって、このような実りある対話になったのです。

6　当事者研究を導入してから

　私が勤める病院に当事者研究が導入されて7年になります。患者さんの変化は予想以上のものでした。
　外来に来るたびに「死ぬことしか考えられない」と訴えていた患者さんが、当事者研究に参加するようになって向精神薬が減り、ついにはいっさい服用せずにアルバイトを始められるようになりました。
　会うたびに新たなリストカット跡が増えていた患者さんから「最近切らなくてもすむようになった」と聞かされました。
　自殺企図・自傷行為が止まらず入退院を繰り返していた患者さんが、いつのまにか治まり、ピアサポーターの認定を受けるまで回復しました。
　〈問題〉を問題として扱わない対話の先には患者さんの回復があります。
　驚き、声を荒げて叱責・注意・指導したくなる場面では、「そんな行動を選択せざるを得ないところまで追いつめられた患者さんの苦悩・苦痛」を想像し、一呼吸置いてみましょう。そして対話の準備を始めましょう。それが結局は、本来私たちが望んでいた再企図の防止につながると私は経験的に感じています。

文献
- *1 石井美恵子，小林信（坂田三允編）：精神科エクスペール19　患者の安全を守る看護技術．p.79，中山書店，2006．
- *2 大塚耕太郎（日本臨床救急医学会「自殺企図者のケアに関する検討委員会」編）：救急医療における精神症状評価と初期診療PEECガイドブック．p.135，へるす出版，2012．
- *3 守村洋，柳澤八重子（日本臨床救急医学会「自殺企図者のケアに関する検討委員会」編）：救急医療における精神症状評価と初期診療PEECガイドブック．p.108，へるす出版，2012．
- *4 Shneidman, E.（高橋祥友訳）：シュナイドマンの自殺学——自己破壊行動に対する臨床的アプローチ．p.35-38，金剛出版，2005．
- *5 Anton A. Leenaars：Edwin S. Shneidman on Suicide. http://www.suicidology-online.com/pdf/SOL-2010-1-5-18.pdf（2017年12月現在）
- *6 前掲書*2．p.39-40．
- *7 Rollnick, S., Miller, W. R., & Butler, C. C.（後藤恵他訳）：動機づけ面接法実践入門——あらゆる医療現場で応用するために．p.10-12，星和書店，2010．
- *8 前掲書*2．p.36-40．
- *9 Ward, M. F.（阿保順子他訳）：精神科臨床における救急場面の看護．医学書院，p.82-89，2003．
- *10 向谷地生良：当事者研究とは——当事者研究の理念と構成，当事者研究ネットワーク2013．http://toukennet.jp/（2017年5月現在）
- *11 渡辺瑞穂（浦河べてるの家）：べてるの家の「当事者研究」．p.12，医学書院，2005．
- *12 坂雅則：同上．p.54．
- *13 山本賀代：同上．p.159-160．
- *14 河崎寛：同上．p.196-198．
- *15 野口裕二：物語としてのケア——ナラティヴ・アプローチの世界へ．p.95-106，医学書院，2002．

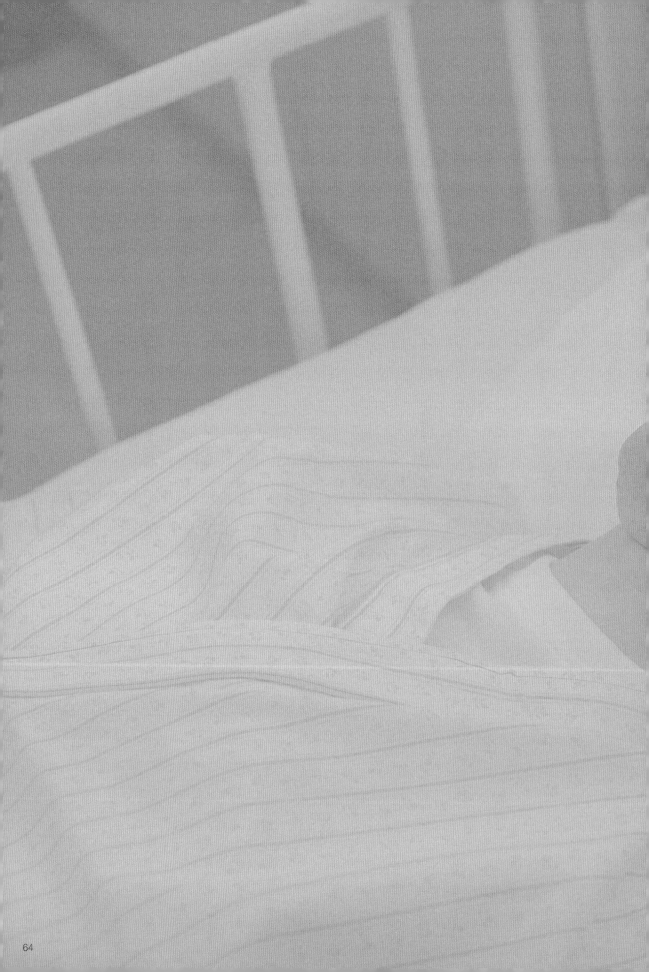

I いざというときの動き方
応急処置が必要となった26のケース

③ 事故

ケース12 熱い飲料を入れたペットボトルを持ち続け、手指を熱傷

50代後半男性。器質性精神病、低血糖脳症後遺症。低血糖により昏睡、搬送された既往がある。普段から手の振戦がある。

いつもは病棟備え付けの給茶機を使用することはなかったが、その日は自分で給茶機に空のペットボトルを差し込み、ボタンを押して熱いお茶を入れようとした。**注ぎ口から漏れたお茶がペットボトルをつたって右手を熱傷させていた**が、ボタンを押すのをやめず、ペットボトルが満タンになるまでお茶を入れ続けた。その後、素手で熱いお茶が入ったペットボトルを持ったまま机まで歩き、お茶を飲んでいた。

10分後、スタッフが右手の指先が白く変色しているのを不審に思い、少し焦って本人に「早くペットボトルをテーブルに置いて」と声をかけると怒り出した（お茶を取り上げられると思ったと、あとで本人が話した）。

なんとかなだめて確認すると、**第2・3・4指の指先の皮がすべて熱傷によりむけてしまっている**のを確認した。

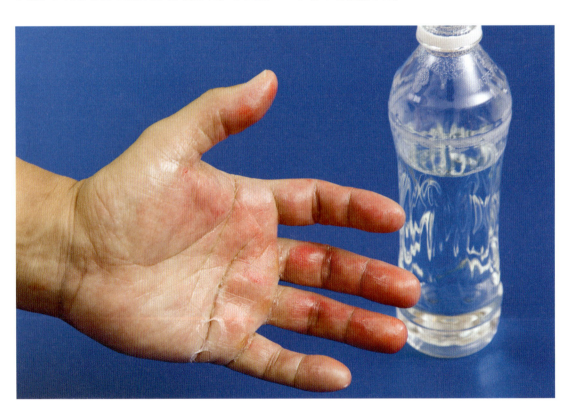

この状況を経験した看護師のコメント

「手を見たかったのに怒るとは思わなかった」
「それまでこんなことをする患者さんではなかったので、驚いた」
「痛みの訴えがまるでないため、わからなかった」
「今後も同じことが起こり得ると考え、不安になった」
「熱傷の処置の仕方がわからなかった」

| 事 故 |

| まず何をする | 熱傷の原因となっているもの（ペットボトル）を手から放してもらう。 |

| 次に |
- 今回のケースは、表皮剥離があるのでⅡ度以上の熱傷と思われます。痛みが伴う部位は、局所であれば冷却します。
- 温度60度以上で10秒、70度以上で1秒暴露すると、熱傷が生じると言われています。
- ただ、この患者さんは痛みを訴えていないことが問題です。もともと末梢循環不全や末梢神経障害による知覚異常を生じている可能性があることもアセスメントしておきます。熱傷部位から感染を起こしても、痛がらず発見が遅れることがあるので、注意深く観察を続ける必要があります。

| とっさの声かけ、望ましい態度 |
○ Ⅱ度以上の熱傷があるのに痛みを訴えていないことから、末梢神経の知覚異常または身体知覚の歪み、あるいはその両方が考えられます。身体知覚の歪みは精神症状が急性状態である兆候です。したがって、声の調子はゆっくり低めにし、脅威を与えない声のやさしさ、立ち振る舞いを心がけます。
○ 患者さんの視界に入る所から、焦点が自分に向いているかを確認しながら声をかけます。
「一度お茶を机に置いてもらってよろしいですか？」
「右手の指先がいつもと違うようですが、見せてもらってよろしいですか？」
「手が熱そうに見えますが」
「手は熱くないですか？」
「手は痛くないですか？」

| 避けるべき言動 |
✕ 指導的な言葉は厳禁です。
「こんな熱いお茶持ってたらヤケドするに決まっているでしょ！」
✕ 説明なしにペットボトルを取り上げると、侵襲されたとの思いが強まり抵抗されることがあります。
✕ 説明なしに手をつかんで冷却したり、処置に没頭すると、患者さんの不安が強化され、混乱が助長されます。

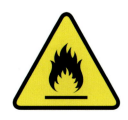

67

ケース 13 | 燃える布団にくるまりながら寝ていた

70代後半女性。統合失調症。ロボトミー手術の既往あり。

11月下旬の日曜日。16時ごろ、看護師が記録を書き終え、受け持ち患者さんの様子を見に行こうと廊下に出たところ、廊下の天井に白い煙が立ち込めていた。不審に思って煙を追うと、病棟端の病室入口から煙が出ているのを発見。病室に入ってみると、**燃える布団にくるまりながら**「あったかい、あったかい」と話す患者さんを発見する。

ただちに消火器で消火し、全身状態を確認した。**右頬、右上肢にⅡ度～Ⅲ度の熱傷**を発見した。

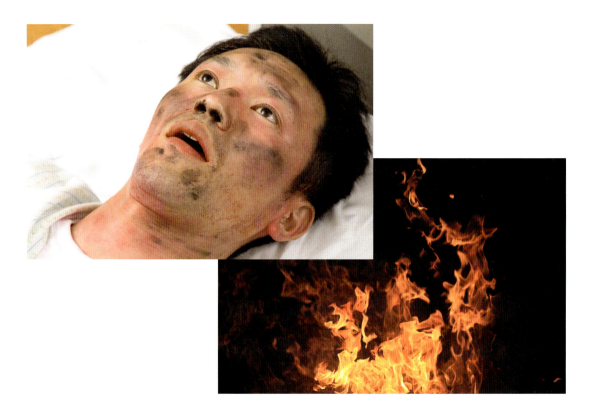

この状況を経験した看護師のコメント

「消火が最優先であることはわかっていたが、患者さんに向けて消火器を向けて発射することにためらいがあった。消火器の粉を吸ったら、その後に健康被害が出ないか心配だった」

「緊急時の熱傷の処置がわからなかった」

まず何をする　==消火が最優先。何をおいても火を消す。==

⇒「二酸化炭素で消火」というイメージから、「患者さんの皮膚に付いたら酸欠になってしまうのでは」と心配する人がいますが、一般的に普及している消火器は「ABC粉末消火器」「強化液消火器」という種類のもので、主成分はリン酸アンモニウムです。基本的には無害で、多少の量を吸い込んだり手に触れたりしても問題はありません。水溶性なので、あとで水で流せば落ちます。躊躇せず、消火を優先すべきです。

| 事故 |

次に

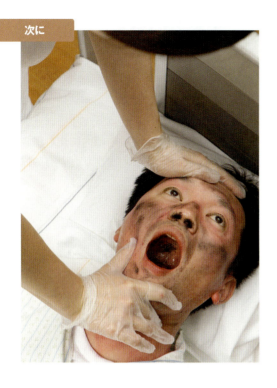

- 顔に近い所で炎が燃えた場合、第一に確認しなければならないのは気道熱傷の有無です。気道が焼けている場合、数分で浮腫を起こし、気道閉塞から窒息してしまうからです。鼻毛が焼けていたら気道熱傷を疑い、必ず口の中を確認しましょう。
- 四肢に熱傷がある場合、原則は冷水で冷やします。しかし範囲が広いと低体温を起こすため、保温して専門治療機関へ搬送します。

とっさの声かけ、望ましい態度	○ 声の調子は侵襲的にならないよう、ゆっくり低めを意識します。 ⇒この事例の患者さんも、熱傷の痛みを訴えていないことに加え、行動がもたらす結果について適正な判断ができていない状態にあります。身体知覚の歪みに加え思考の歪みも確認できます。これは精神症状が急性状態である兆候です。 ○ 受傷程度を確認する際や、1つ1つの処置をするときは、そのつど言葉にして説明しましょう。 ○ 患者さんの視界に入る所から、焦点が自分に向いているかを確認しながら声をかけます。 「痛みはどうですか？」 「苦しいところはありませんか？」 「口の中と喉の様子を見せてください」（口腔内確認時） 「寒かったのですね」（少し落ち着いてから） ○ 本人がどうしてそのような行動を取ろうと思ったのか、忍耐強く聞く姿勢を保ちます。
避けるべき言動	× 指導的な言葉は厳禁です。 「そんなことしたらヤケドするでしょ！」 「病室で火を使うのはダメって普段から言っているでしょ」
やってはいけないこと	× 説明なしに冷却などの処置をすると、「侵襲される」という患者さんの感覚が強まります。 × 焦るあまり処置に没頭すると、患者さんの不安が強化され、混乱が助長されます。

ケース14 浴槽内で意識消失。水中に沈んでいるところを発見

　アルコール依存症で、糖尿病を併発する50代後半男性。インスリンによる血糖コントロールがなされていた。

　この病棟では、介助者がいて介助入浴する日と、介助者なしで自分で入浴する一般浴の日がある。この患者さんは一般浴を利用していた。

　その日の朝、患者さんの血糖値は112mg/dLだった。朝食は、食欲がないとのことで半分程度の摂取。朝食後、9時30分からの入浴時間に合わせて患者さんは入浴した。10時ごろ、一緒に入浴していた別の患者さんが詰所に駆け込んできて、「風呂で人が沈んでいる」と言う。ただちに看護師が向かうと、**浴槽内に沈む患者さんを発見**した。すぐさま引き上げたが**心肺停止状態**であった。

　発見した患者さんに聞くと、自分が体を洗っていたときに気がついたとのこと。裸で廊下を走るのは恥ずかしいので服を着てから知らせに来たと話した。

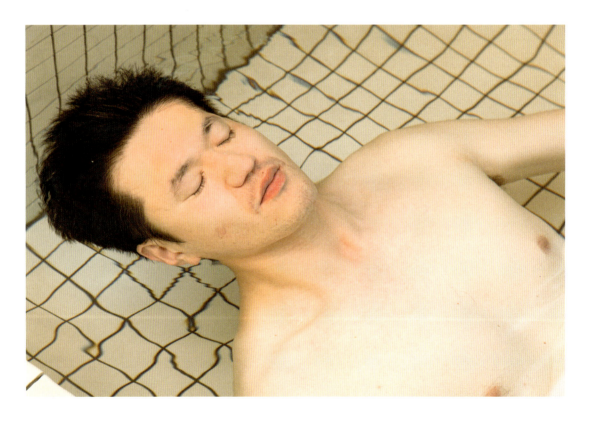

この状況を経験した看護師のコメント

「水を大量に飲んでいることが予想されたが、心臓マッサージが先か、水を吐かせるのが先かわからなかった」

「自分が風呂場に駆けつけたときは、患者さんが沈んだ状態のままだった。発見した患者さんがすぐに引き上げなかったことや、着替えをしたために知らせまでに時間がかかったことに激しく腹が立った」

| 事 故 |

| まず何をする | **水から引き上げて、心肺蘇生。**
⇒あごの先端に指先を当てて持ち上げて気道を確保。胸と腹部の動きを見て、呼吸があるかどうかを確認します。
⇒心肺停止状態であれば、心肺蘇生により循環動態の改善を図ることが最優先。 |
| 次に | 心停止に陥った原因がわからないので、濡れた体をふき取りAEDの使用に備えます。 |

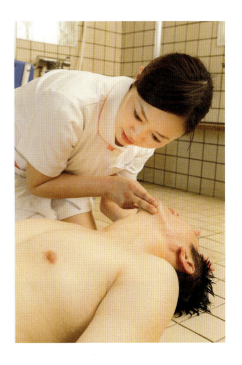

| やってはいけないこと | ✕ 水を吐かせる行為は心肺蘇生を遅らせるだけです。 |
| 避けるべき言動 | ✕ コミュニケーションは取れません。救命処置に全力を注ぎます。 |

コラム⑧ 沈む人を水の上に引き上げるコツ

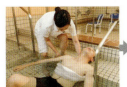 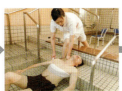 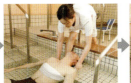 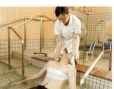

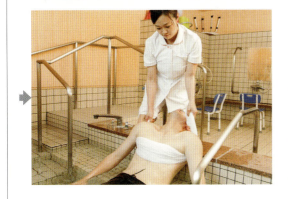

シーツやバスタオルを持ってきて患者さんの胴に巻き、それを持って引っ張るようにすると、女性1人でも引き上げることができます（シーツやタオルなしで患者さんの腕の下に手を回して引っ張ろうとすると、すべってしまったり、患者さんの腕がバンザイの形になってしまったりして、引き上げるのが難しくなります）。

ケース15 薬のヒートを誤飲した

　70代前半女性。アルツハイマー型認知症。ADLは自立していて独居状態だった。
　ある日、鍋の火をかけていたことを忘れ外出しようとして、ボヤ騒ぎを起こし入院となる。心配した家族が病院に相談し、本人もボヤ騒ぎを起こしてしまったことに動揺していたので、入院に同意していた。
　もともと自宅では自分で薬を管理していた。2週間様子を見ていたが大きな問題もなかったので、薬は自己管理となっていた。自己管理に切り替わって初日、看護師が空の薬袋を回収に行こうと病室に向かったところ、同室の患者さんが「**あの人、薬のカバー（ヒート）を付けたまま飲んじゃってたよ**」と報告した。看護師が確認したところ、空の薬袋は確認できたが、**あるはずの空のヒートは発見できなかった**。

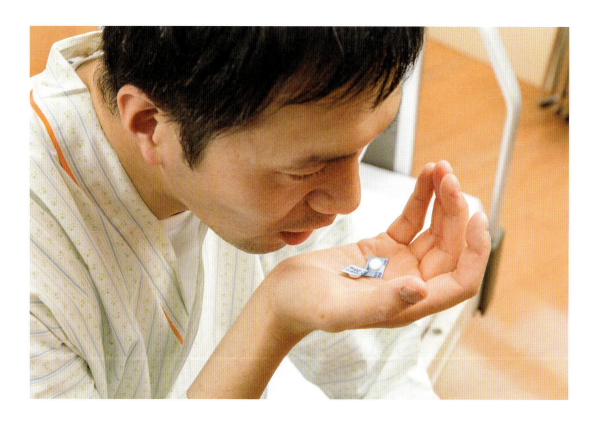

この状況を経験した看護師のコメント

「すでに飲み込んでしまったあとだったので、吐かせて出すべきか、そのまま様子を見ていいのかわからなかった」
「ヒートは角が尖っているので、そのままにしていると消化管を傷つけるのではないかと怖くなった」

| 事 故 |

| まず何をする | **口腔内や咽頭部などが痛くないかを本人に確認する。**
⇒可能であれば、口腔内に出血がないかを確認する。 |

| 次に | ・異物を誤飲した場合、無理に吐き出させようとすると、消化管を傷つけたり吐物を誤嚥したりする可能性があります。したがって、基本的には吐き出させることはしません（コラム⑨参照）。
・一般的には胃内に落ちた異物はそのまま肛門から排出されますが、薬のヒートのように鋭利なものを飲んだ場合、まれに消化管壁を損傷したり、消化管ではなく気道に入っている可能性もあります。また、円盤状のリチウム電池を飲んでそれが食道に張り付いた場合、短時間で食道穿孔の可能性があります。異物の種類、形状、存在部位によりそうしたことが疑われる場合は、内視鏡による除去を行います。
・通常、異物を飲めば、飲み込む際に痛みを感じたり、胸部に違和感を持つものですが、高齢者はそうした表出が乏しい場合があるので注意が必要です。 |

| とっさの声かけ、望ましい態度 | ○ 意識状態はどうか、そして疎通が図れるかどうかを確認します。
○ 外傷の有無についても確認します。
「どこか痛いところはありませんか？」
「口の中を見せてもらっていいですか？」（落ち着いているようであれば） |

| 避けるべき言動 | × 間違いを責めるような言動は禁忌です。 |

コラム⑨ 異物の誤飲は「吐かせない」が基本です

　口腔内に残っている異物があった場合は、それを除去したり含嗽（うがい）をしたりしますが、「吐かせる」ことは勧めません。特に石油製品や酸性・アルカリ性製品などを吐かせることは、誤嚥による肺炎や消化管の損傷を悪化させる危険性があるため、絶対に行いません。
　ただし、たばこなどの有害物質や医薬品を大量摂取し、かつ摂取後1時間以内であれば胃洗浄を行う場合もあります。

ケース16 オムツを異食した

70代後半の女性。アルツハイマー型認知症。ADLは自立している。

朝のオムツ交換で介護福祉士が部屋を巡回したところ、患者さんが自床にいたので「オムツ交換しますね」と声をかけて顔を見ると、顔面が紫色で、布団の中で丸くなっていることに気づいた。

枕周辺に破れた尿取りパッドが置いてあった。パッドは尿で汚染されていた。患者さんの口元にはポリマーの粉が付いていた。**口の中を確認すると水気を含んだポリマーが出てきた。**

この状況を経験した看護師のコメント

「入院に際して『異食がある』という情報がなかったので、びっくりした」

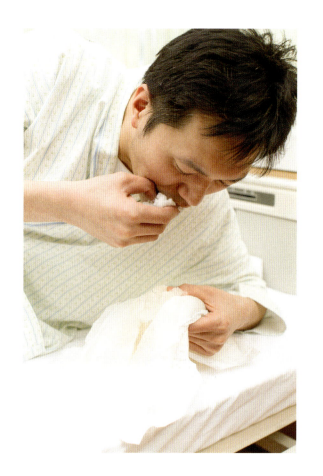

まず何をする　呼吸状態、口腔内の状況を確認する。

次に
- 口腔内にポリマーが残っていればかき出す。
- 意識があれば咳を促し異物を除去する。
- ポリマーは、自重の10倍の水分を含むことができ、膨らみます。そのため大量に誤食すると、消化管の中で膨張して食道閉塞や腸閉塞の危険性があります。

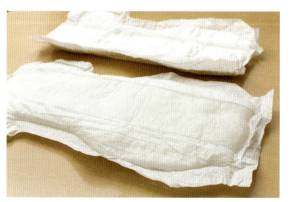

下が、吸水して膨らんだポリマー

「気道」にポリマーが入った場合は

- それが少量であっても、徐々に膨張して窒息を起こすおそれがあります（実際、2010年に紙おむつのポリマーを食べ、気道閉塞を引き起こし心肺停止となった事例が起きています）。
- 以下の項目を確認します。

[呼吸音]

- 痰が絡んだようなゴロゴロした音がある、咳をしている。

⇒気道は完全に閉塞していない状態です。気道に入っているのは間違いないので除去を急ぎます。

- エア入りの音がない（雑音がない）。

⇒完全な閉塞状態（窒息）です。自力では咳、呼吸ができません。また声も出せない状態です。
⇒窒息のサイン（喉に手を当てている＝チョークサイン；ケース19の写真参照）が見られます。

[SpO_2]

⇒90％未満は気道閉塞のリスクが高い状態。ポリマーの除去を急ぎます。除去しても数値が回復しない場合は酸素投与を開始します。

[口唇、爪床の色]

⇒青みがかっているとチアノーゼ。ポリマー除去を急ぎます。

「食道」にポリマーが入った場合は

- 少量であれば経過観察とします。通常は腸管吸収されずに2〜3日で排泄されます。呼吸音に異常音がないことを確認しましょう。
- 口腔内に残っていればかき出しますが、すでに大量に摂取していて、CTやエコーにより消化管内の残存が確認された場合には、内視鏡か外科的な摘出が必要となる場合もあるため、専門科の受診が必要です。
- 情報収集として、何の（品名）、どの部分を、どれくらい食べたかを確認し、排泄前のおむつだったのか、排泄後のおむつだったかも確認しておきます。
- 続く観察として、消化器症状（胸焼けや胃もたれの訴えの有無）、呼吸器症状（咳の有無、SpO_2値など）に注意します。

とっさの声かけ、望ましい態度

○ 意識状態はどうか、そして疎通が図れるかどうかを確認します。
「お腹がすいていたのですか？」
「口の中を見せてもらってもよろしいですか？」
○ 呼吸状態について、本人の自覚を確認します。
「息は苦しくないですか？」
○ 患者さんの恐怖感の軽減を第一目標とします。
○ 声の調子はゆっくりと低めに、を心がけましょう。
○ その場から離れないようにします。

避けるべき言動

✕ 説明なしに処置を進めることは控えます。
✕ 焦るあまり処置に没頭すると、患者さんの不安が強化され、混乱が助長されます。

17 部分入れ歯を誤飲。咽頭に刺さっている

　70代後半男性。アルツハイマー型認知症。普段ほとんど話すことがない。嚥下は問題なく、いつも自力で摂取していた。

　その日は昼食を食べている終盤にむせ込む様子が見られていた。あまりにむせ込むので確認に行くと、鼻水に混じって血液が出てきていた。鼻出血にしては様子が変だと感じ、タッピングをしたが、状況は変わらなかった。

　誤嚥かと思って口腔内のものを出してもらったところ、残渣物に血液の付着を認めたので口を開けてもらうと、**「部分入れ歯」が咽頭に刺さった状態**であるのを発見した。

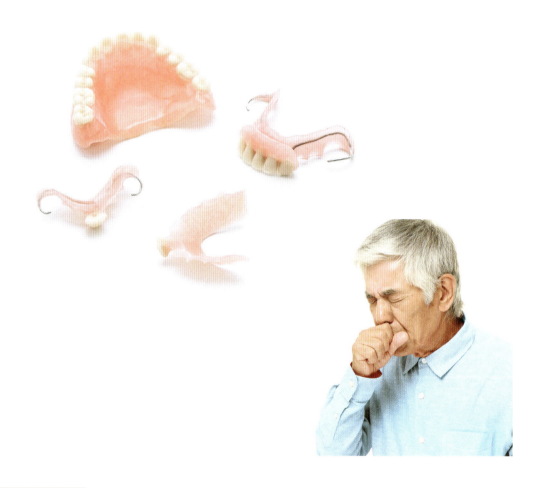

この状況を経験した看護師のコメント

「部分入れ歯が咽頭部に刺さっているのが確認できたが、外した際に大量の出血があるのではないかと、外すことを躊躇した」

| 事 故 |

| まず何をする | **入れ歯が食道や気管に落ちることがないよう、嚥下を避けてもらう。** |

| 次に | ・口腔内をのぞいて見える範囲にあるのであれば、マギール鉗子で取りましょう。
・ただ、刺さった入れ歯を無理に取ろうとすると咽頭壁を傷つける可能性があるため注意が必要です。
・粘膜に深く刺さっている場合や食道へ進んでしまった場合は、穿孔の危険性もあるため、専門治療機関での除去が必要になります。 |

| やっては
いけないこと | ✗ タッピングは、入れ歯を食道や気管に落としてしまう可能性があるため避けます。
✗ 認知症のある患者さんに「部分入れ歯」の使用はやめましょう。 |

| とっさの声かけ、
望ましい態度 | ○ 患者さんの恐怖感の軽減を第一目標とします。
○ 声の調子はゆっくりと低めに、を心がけましょう。
○ その場から離れないようにします。 |

| 避けるべき言動 | ✗ 説明なしに処置を進めることは控えます。
✗ 焦るあまり処置に没頭すると、患者さんの不安が強化され、混乱が助長されます。 |

コラム⑩「乾電池」を飲み込んだらどうするか

　基本的に、無理に「吐かせる」ことはしません。吐物を誤嚥する可能性があるからです。

　ただ、アルカリ電池やリチウム電池が消化管内に停滞すると、放電による組織の腐食やアルカリ性の液が漏れ出すことによる粘膜損傷を起こします。そのため、電池が食道にある場合は、内視鏡での摘出が必要になります。電池が胃・腸管内にある場合は、下剤投与で自然排出を促す場合もあり、その際はレントゲンでの位置の確認や、便・腹部症状の観察を続けます。

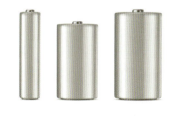

ケース18 喉に食べ物が詰まった（意識消失）

60代後半の男性。アルコール依存性。ADL自立の患者さんである。

夕食時、デイルームの端で食事を摂っていた。看護師が他の高齢患者さんに配膳に回っていたところ、数分後、**顔面蒼白で意識低下、JCS Ⅲ-300、無呼吸状態、失禁状態**でいる患者さんを発見。

ただちにその場で患者さんを左側臥位の状態にし、同じ勤務帯で働いている看護師に応援要請をしてもらいながら、口腔内および気道に詰まった食物を除去した。SpO_2は測定不能であった。

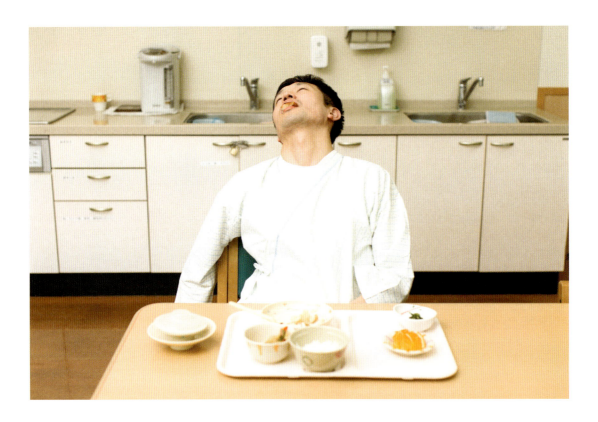

この状況を経験した看護師のコメント

「すべて自立している患者さんだったので、誤嚥で窒息するとはまったく予想できなかった」

| 事故 |

> まず何をする

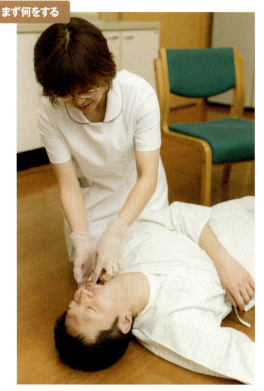

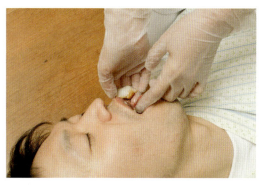

口腔内に見える範囲の食物は手でかき出す。

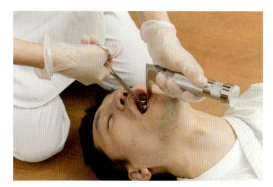

==喉頭鏡を用いて口腔内の異物確認を行い、マギール鉗子または吸引器で取り除く。==

喉頭鏡とマギール鉗子で取り除く場合。

やっては いけないこと	✗ 体を持ち上げたりベッドに戻す際は、ぞんざいな扱いを避けるようにします。 ⇒意識低下が重症化すると筋緊張低下、全身筋肉の弛緩が起こり、姿勢を保持できなくなります。体を動かす際の扱いがぞんざいだと患者さんが大きな外傷を受ける場合があります。
とっさの声かけ、 望ましい態度	○ 救急カートを準備し、応援を呼ぶ。 ○ 患者さんとコミュニケーションを取るよりも、呼吸状態・循環動態の改善を図るのが最優先。 ○ 患者さんに意識がなかったとしても、通常の看護を行うときと同様に、自分が実施する処置や対応については逐一言葉にします。それが、自分が行っている処置や対応を周囲の看護師に伝えることにもなります。

ケース 19 | 喉に食べ物が詰まった（意識あり）

80代後半の男性。アルツハイマー型認知症。歩行障害があり、普段は車椅子で過ごしている。上下部分入れ歯を使用している。

14時に、家族が差し入れてくれたおやつ（あんドーナツ）を、看護師付き添いで食べていた。半分程度食べた段階でむせ始めたので、一度中断した。タッピングを実施しても**むせが消失せず、徐々に顔色不良**となった。吸引を実施しても取り切れず、呼吸に異常音（痰が絡むような音）も消えなかった。

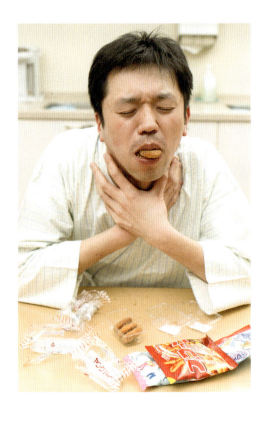

この状況を経験した看護師のコメント

「もともと咀嚼力が弱く、注意が必要な患者さんであったので付き添っていたが、それでも誤嚥してしまった。かつ数分で重篤な状態になってしまった」

「誤嚥しても初めのうちはむせ込むなどの症状が出ない高齢者に対して、どのような観察項目があるのかわからない」

まず何をする

窒息を目撃したら、意識のあるうちは背部叩打法、腹部突き上げ法、胸部突き上げ法を行う（81頁表参照）。

⇒ただし、ケース17のように入れ歯が刺さっている場合は、背部叩打法は控えます（81頁コラム⑪参照）。

⇒写真は、腹部突き上げ法です。上腹部を圧迫して胸腔内圧を上昇させ異物を取り除きます。手順は以下のとおり。

① 患者さんの背部に回り、
② 握り拳を臍部かやや上部（剣状突起よりは十分に下側）の正中に当て、
③ もう一方の手で握り拳を包み込むようにつかみ、
④ 素早く手前上方に向かって圧迫する。

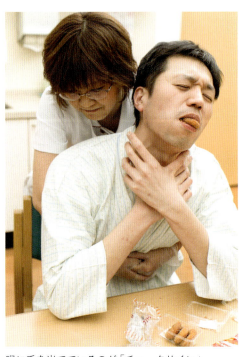

喉に手を当てているのが「チョークサイン」。

| 事故 |

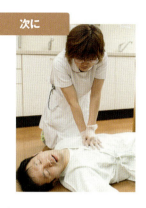

次に

- 上記を実施中に意識がなくなったり、意識がない状態で発見した場合は、仰臥位にして胸骨圧迫を実施します。胸骨を圧迫することにより異物除去を期待します。
- 救急カートの準備ができたら喉頭鏡を用いて口腔内の異物確認を行い、マギール鉗子または吸引器で取り除きます（ケース18参照）。

とっさの声かけ、望ましい態度	○ <mark>「すぐに助けますからね」「大丈夫です」「これが取れたらすぐに楽になります」</mark>と、患者さんが落ち着けるように声かけをします。 ⇒気道閉塞は、呼吸ができないことによる死の恐怖を喚起するため、患者さんは動揺し、暴れるなどの行動が予測されます。それを最小限に抑えるため、少しでも落ち着けるような声かけをします。
やってはいけないこと	✗ 息があって回復した場合でも、「**よく噛まないからでしょ**」のような指導的な言葉は厳禁です。 ✗ 説明なしに処置を進めることは控えます。 ✗ 焦るあまり処置に没頭すると、患者さんの不安が強化され、混乱が助長されます。

表　異物除去の方法

背部叩打法	傷病者の胸を一方の手や大腿部で支え、他方の手で左右の肩甲骨の間を、手の付け根部分で連続して叩く。傷病者の頭はできるだけ低くしておく。
腹部突き上げ法	患者さんの背部に回り、剣状突起の下方部分に両手で握り拳を作り、手前上方に強い圧迫を加えながら突き上げる。
胸部突き上げ法	患者さんの背部に回り、胸骨中心部分に両手で握り拳を作り、胸部に垂直に突き上げる。気道内圧を高めるべきときに効果的と言われている。

> **コラム⑪　背部叩打法について**
>
> 「背部叩打法に効果がない」と言われる場合があります。正しい体位で行っていなかったり、タッピングと背部叩打法を混在させていた場合は効果がありません。起き上がっている体位でタッピングをした場合は、気道に入った異物をさらに落とし込んでしまう可能性がありますが、うつむき姿勢で実施する背部叩打法は効果があり、日本医師会も推奨しています（救急蘇生法；https://www.med.or.jp/99/kido.html）。また妊婦さんや腹部に疾患をかかえた患者さん（腹水貯留やオペ後など）には腹部突き上げ法と胸部突き上げ法ができないので、背部叩打法が有効ということは知っておいてください。

ケース 20 | 倒れているところを発見。呂律不良である

70代前半の男性。アルツハイマー型認知症。普段から歩行器を用いて歩いている。

入院3日目である。日中は興奮することなく過ごしていたが、夕方から「こんな人の物を盗むような人がいる所にいられない。家に帰る」と興奮した様子で話していた。20時に眠剤を服用したが興奮が治まる様子はなかった。21時に頓服用の追加眠剤を服用してもらったが、30分ほどすると呂律不良になり、さらに興奮し始める。消灯時刻が過ぎていたためベッドに誘導し臥床してもらっていた。

その20分後、病室の入口でうつ伏せに倒れているところを発見された。**左額部に5cmの打撲痕**を確認。すぐに声をかけると、**反応はあるが呂律不良**である。

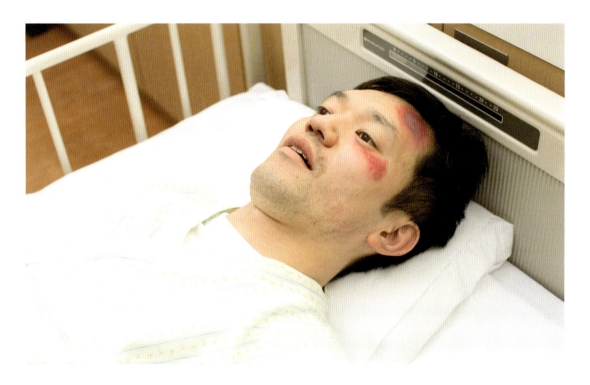

この状況を経験した看護師のコメント
「呂律不良の状態が眠剤服用によるものなのか、夜間せん妄によるものなのか、転倒により脳に損傷を受けたものなのか、判断が難しいと感じた」
「受傷部位がわからなかったので、どのように対応してよいかわからなかった」

まず何をする
頭部外傷のエピソードなので、頭蓋内病変を疑う。
頭部を挙上する(30°)。
⇒疼痛、頭位変換、咳などは頭蓋内圧(ICP:intracranial pressure)亢進を悪化させるため、避けたいところです。鎮痛・鎮静やベッドアップ30°による頭位挙上にはICPを下げる効果が報告されています[*1]。
(注)一過性脳虚血や脳梗塞の際は頭部挙上してはいけない。

| 事 故 |

次に

- 以下の項目を確認します。

  バイタルサイン：血圧が低い場合は、出血（頭蓋内、骨折など）が進行中である可能性が高まります（84頁コラム⑫参照）。脈拍が収縮期血圧の値を上回る場合はショックです。ただちに医師に報告します。

  呼吸状態：低酸素は二次的脳損傷をもたらします。血中酸素飽和（SpO_2）をこまめに確認します。

  瞳孔散大、左右差の有無：散大、左右差が出現する場合は、頭部のダメージが深刻な状態です。

  嘔吐の有無：嘔吐がある場合は、頭蓋内圧亢進（頭蓋内出血）の可能性が高まります。

  意識状態：84頁表参照。

- 麻痺の状況を確認します。ドロップアームテスト（腕を持ち上げて手を離すテスト）も有効です。

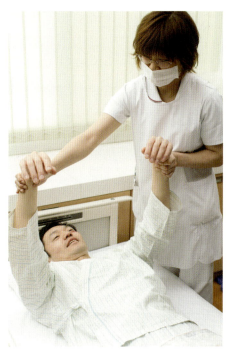

ドロップアームテスト
（腕を持ち上げて手を離す）。
左右の手の落下タイミングにズレがないかを見ます。一方の落下が明らかに早いなどがあれば、異常の可能性を考えます。

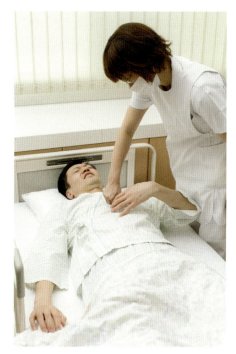

痛み刺激で意識レベルと四肢麻痺を確認。
患者さんの左手は払いのける動作が見られているが、右手は動いていないことに注目。右の麻痺の可能性があります。

とっさの声かけ、望ましい態度

○ 観察を怠ってはなりません。せん妄であれば朝には目覚めますが、重症頭部外傷に陥っていた場合は死亡するケースです。

○ 鑑別がつかなければ十分な観察が必要です。疑わしい場合は次の日、なるべく早期に頭部CTを撮り、頭蓋内病変がないことを確認しましょう。

| やっては いけないこと | ✕ 追加眠剤の服薬。 |

| 避けるべき言動 | ✕ 意識がクリアになった場合も、叱責したり指導するような言動は慎みましょう。 |

「フラフラなのに歩くから転ぶんだよ」
「もう寝なさい」
「どうして歩行器を使わないの」

コラム⑫ 出血量のアセスメント

外出血であれば目に見えますが、鈍的外傷（打撲など）では内部に出血が起こり、目には見えない状況になります。右の図は、骨が折れたとき、骨から出る出血量を表しています。

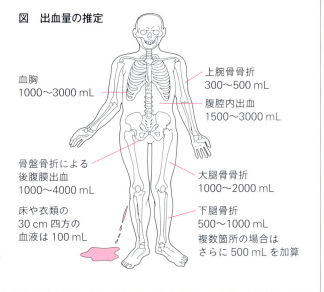

図　出血量の推定

血胸
1000〜3000 mL

上腕骨骨折
300〜500 mL

腹腔内出血
1500〜3000 mL

骨盤骨折による
後腹膜出血
1000〜4000 mL

大腿骨骨折
1000〜2000 mL

床や衣類の
30 cm 四方の
血液は 100 mL

下腿骨折
500〜1000 mL
複数箇所の場合は
さらに 500 mL を加算

＊救命救急士標準テキスト編集委員会：救命救急標準テキスト 下巻. p.1003, へるす出版, 2015.

表　グラスゴー・コーマ・スケール（GCS）

開眼 (eye opening)	
・自発的に開眼する	4
・音声により開眼する	3
・疼痛により開眼する	2
・まったく開眼しない	1

最良言語反応 (best verbal response)	
・見当識あり	5
・混乱した会話	4
・混乱した言語	3
・理解不明の声	2
・まったくない	1

最良運動反応 (best motor response)	
・命令に従う	6
・疼痛部認識可能	5
・逃避する	4
・異常屈曲	3
・伸展する	2
・まったくない	1

頭部外傷における意識レベルの重症度は定められていないが、その目安として多くの報告では、「軽症：14〜15点、中症：9〜13点、重症：8点以下」としている[2]。

文献
*1　日本蘇生協議会：JRC 蘇生ガイドライン2015 オンライン版. 2015.
　　http://www.japanresuscitationcouncil.org/wp-content/uploads/2016/04/1344a6727ff74b7fd5894edc6b7197f0.pdf
　　（2017年12月現在）
*2　後藤順一（三上剛人監修）：異変発生！ナースならできておくべき　すぐ、やる技術. p.12, 学研メディカル秀潤社, 2014.

[解説4]
事故防止につながる疾病理解──せん妄

"こう理解しよう"

「○○さん（70歳、男性、アルツハイマー型認知症）、夕方から怒りっぽくなっていました。普段どおり眠剤を20時に飲んでもらったのですがまったく寝る様子がなかったので、21時に追加眠剤を飲んでもらいました。でも結局今夜も寝ませんでした」
「ずっと大声を出して寝る様子もありませんでした」
　こんな申し送りをよく聞くことがあるかもしれません。ケース20「倒れているところを発見。呂律不良である」はそんな状況から転倒に至った事例です。この事例を丁寧に読んでいくと、この男性はせん妄であったことがわかります。せん妄を正しく理解し、適切な対応がなされていれば、転倒は回避できたかもしれません。せん妄とはどのような状態なのでしょうか。

1　せん妄が疑われる患者さんの理解

せん妄の原因

　「せん妄」とは、一言で言えば「意識障害」です。意識の覚醒度が低下し、混濁している状態と言えます。
　比較的発見が容易な過活動型もありますが、無表情、無気力、傾眠といった低活動型もあり、どちらかと言うと後者は見落とされがちです。
　目の前にいる患者さんに意識障害やせん妄の存在が疑われるとき、まず考えなければいけないのはその原因です。せん妄の原因には大きく直接的原因、準備因子、促進因子（86頁**表1**）の3つがあります。
　直接的原因には、脳機能に影響を及ぼす全身性疾患であったり、アルコールの離脱、せん妄を引き起こしやすい薬物の摂取、といったものがありますが、その場合は原因を除去するための適切な治療によって回復を図ります。
　それ以外、つまり準備因子、促進因子の影響が大きいと思われる場合は、それらの因子が与える影響をできるだけ小さくするための環境づくりが重要になります。

せん妄に睡眠薬内服は重症化のもと

　せん妄は覚醒状態が低下している状態ですので、そこに睡眠薬でさらに覚醒状態を低下させればせん妄は重症化します。
　ここでケース20「倒れているところを発見。呂律不良である」をもう一度振り返ってみましょう。
・70代前半→［準備因子］に該当。
・アルツハイマー型認知症→［準備因子］に該当。
・入院3日目（環境の変化）→［促進因子］に該当。
・夕方からの興奮（＝日内変動、過活動性せん妄の可能性）
・失見当識の可能性がある言動（＝過活動性せん妄の可能性）

表1　せん妄の原因

直接的原因		・限局性または広範囲の脳疾患 ・二次的に脳機能に影響を及ぼす全身性疾患（感染症、代謝性疾患、糖尿病、高血圧、電解質異常、脱水など） ・薬物（下記参照）や化学物質 ・アルコールや睡眠薬からの離脱
せん妄を引き起こしやすい薬物	1. 神経系作用薬	抗パーキンソン病薬、抗コリン薬、抗うつ薬（三環系抗うつ薬など）、睡眠薬・抗不安薬（ベンゾジアゼピン系など）、抗痙攣薬、リチウム
	2. 鎮痛剤	麻薬性鎮痛剤、非麻薬性鎮痛剤
	3. 消化器用薬	鎮痙剤、H_2ブロッカー
	4. 炎症・アレルギーに作用する薬剤	ステロイド、抗ヒスタミン薬
	5. その他	抗がん剤、抗生物質、気管支拡張剤、降圧剤など
準備因子		・60歳以上の高齢 ・多発性脳梗塞やアルツハイマー病などの脳器質性疾患 ・ICUに入っているといった重症の身体状況など
促進因子（誘発因子）		・心理的ストレス ・睡眠障害 ・感覚遮断または感覚刺激過剰 ・身体抑制 ・入院などの環境変化 ・疼痛などの身体的要素

以下に基づき著者作成。
＊鈴木真人（山本勝則，藤井博英，守村洋編）：看護実践のための根拠がわかる 精神看護技術 第2版．p.163，メヂカルフレンド社，2015．
＊寺田整司：高齢者せん妄の薬物治療．日本老年医学会雑誌，51（5）：428-435，2014．
＊渡邊雅文，福原竜治，池田学（宇佐美しおり，野末聖香編）：精神看護スペシャリストに必要な理論と技法．p.109，日本看護協会出版会，2009．

・眠剤→［直接的原因］に該当。
・追加眠剤→［直接的要因］に該当。

　少なくともこれだけせん妄と関係のあるデータがありました。入院の段階で疾患名と年齢はわかっていますから、この時点で「夜間せん妄があり得る」と頭にあれば、あるいは夕方から始まった興奮を見て「せん妄かもしれない」と推定できれば、さらなる眠剤を服薬させることはしなかったでしょう。結果、転倒は未然に防げたかもしれません。

　《①興奮してきた → ②寝る様子がない → ③頓服薬（眠剤）を使おう》――この思考パターンが看護師の頭にあったかもしれません。しかし、この思考パターンこそが、事態が重症化した要因の1つです。

　もし《①興奮してきた → ②なぜなのか？ → ③もしかするとせん妄？ → ④では眠剤の追加はやめよう》という思考パターンに切り替えることができていたら、この事例の最終形は変わっていたかもしれません。

2 不安の軽減と治療

事故と二次合併症が怖い

　せん妄で怖いのは、第一にせん妄に伴う事故です。ケース20のような「転倒・転落による頭部打撲」の他に、「異食・誤嚥による窒息」「ライン類抜去」などもあります。

　二次合併症には、「誤嚥による肺炎の重症化」などがあります。いずれも深刻な後遺症や死に直結する危険性があります。ですからせん妄は早期発見し原因を除去することと、表2に示すような予防と看護ケアが重要です。

表2　せん妄予防、軽減に向けた看護ケア

現れている障害	看護ケアと予防策
認知障害	・訴えを否定したり説得しようとせず、部屋を明るくしてお茶や甘いものを勧め、話し相手になって気分転換を図る。 ・昼夜を通してできるだけ患者さんに寄り添い、混乱や不安な言動に対応する。 ・本人のなじみのある物を身近に置き、本人が安心できる人に面会に来てもらう。 ・昼夜の区別がつくような配慮をできるだけする。 ・氏名を呼んだり、その日の予定を提示して、コミュニケーションを促進する。 ・日時や場所、人の名前などを確認できるような会話につとめる。
睡眠障害	・睡眠薬はできるだけ投与しない。睡眠を確保する必要がある場合には、状況に応じて睡眠導入作用のある抗不安薬を用いる。 ・音や光の刺激を避け、十分な睡眠が得られるよう環境を整える。 ・睡眠と休息を確保する。
運動機能低下	・抑制を解除する。 ・できるだけ早期離床を促し、日常生活が単独もしくは援助で行える状況を確保する。 ・散歩、リハビリ、エクササイズを実施する。
視覚障害	・眼鏡をかけてもらうなどで、現実への対応を促していく。 ・本、テレビ、ラジオなどを提供する。
聴覚障害	・補聴器などを使う。
身体的状況、脱水・排便障害	・全身状態の観察をする（発熱、発汗、震え、呼吸、頻脈など）。 ・身体的状況（低酸素症、肝性脳症、腎機能）の早期改善を図る。 ・ドレーン類やチューブ類などを付けたままでも離床できるように環境を整備する。また、抜くことが可能なドレーンやチューブ類は早めに抜去していく。 ・食欲増進を促すような献立にする。 ・足浴やマッサージなど、リラックスできるような援助を検討する。 ・早期経管栄養の開始を検討する。 ・飲水を勧める。 ・排便コントロールを行う。

以下に基づき著者作成。
＊宇佐美しおり（南裕子監修，宇佐美しおり編）：精神科看護の理論と実践──卓越した看護実践をめざして．p.136-137，ヌーヴェルヒロカワ，2010．
＊新田直巳（三上剛人監修）：異変発生！ナースならできておくべき すぐ、やる技術．p.55，学研メディカル秀潤社，2014．
＊工藤澄子（坂田三允編）：精神科エクスペール19　高齢者の精神看護．p.130，中山書店，2005．

不安の軽減がポイント

　せん妄の原因は先ほど見たようにさまざまですが、せん妄状態にある人は必ず不安な精神状態にあり、不安を除去することが、せん妄を予防したり軽減することにつながります。

　具体的には、（1）訴えは否定したり説得しようとせずに話を聞く、（2）睡眠薬はできるだけ投与しない、（3）できるだけ現実感が持てるような環境を整える、などの援助があります。

　不安の軽減がせん妄を予防、軽減するうえで重要な要素であると覚えておきましょう。不安の軽減のためにできることの第一歩は、まずは自分が落ち着き、ゆっくりした口調で対話の準備を始めることです。これは、せん妄に限らず患者さんが興奮している場合の基本姿勢です。このことを普段から心がけることをお勧めします。

薬物治療

　薬物治療においては、覚醒状態を比較的落とさないようにしながら、不安や幻覚の軽減、鎮静を図ります。

　（1）患者さんの興奮が目立ち、内服できない場合、（2）内服可能で興奮が目立つ場合、（3）内服可能で興奮が軽度〜ほぼない場合、などの程度の違いで薬物の内容、投与方法が異なります（表3）。必要な薬物は医師に処方を依頼しますが、状況に応じた薬物と投与方法の違いを看護師は知っておかなければなりません。特に静脈注射は呼吸抑制や過沈静の危険性が高い治療法です。薬物の限界量や投与方法を認識しておくようにしましょう。

せん妄を見抜こう

　振り返ってケース20を見てみると、明らかなせん妄の所見があります。ケース16、ケース18、ケース19にははっきりとした所見はありませんが、せん妄が背景にあった可能性があります。

　せん妄が起こると転倒、異食、窒息など重大な事故のリスクが上がります。せん妄が起こることで発生する事故が、その後の患者さんの生活に大きな影響を与えてしまう事態はなんとしても避けたいものです。

　そのために必要なのは、鎮静をすばやくかける技能の獲得ではありません。「興奮するから服薬」という考え方、つまり、従来の「せん妄＝問題」という考え方がせん妄を悪化させ、事故発生の要因になることは先述しました。そうではなく、相手の状況や背景を考えてケアに当たることが、事故を防止するうえで重要な姿勢です。

文献
- [1] 中井久夫，山口直彦：看護のための精神医学 第2版．p.237，医学書院，2013．
- [2] American Psychiatric Association（高橋三郎，大野裕監訳）：DSM-5 精神疾患の分類と診断の手引き．p.276，医学書院，2014．
- [3] 櫻庭繁（坂田三允編）：精神科エクスペール19　患者さんの安全を守る看護技術．p.8，中山書店，2006．

表3　高齢者のせん妄に対する薬物療法の概要

（1）興奮が目立ち、内服できない場合
① ハロペリドールの静脈内投与
・0.5A～1A（2.5mg～5mg）を持続点滴に混ぜるか、生理食塩水20ccに希釈して側管から投与する。
・無効の場合は、30分おきに同量の追加投与を繰り返す。総量30mgを限界とする。
・心電図モニター装着が望ましい。
・深夜にハロペリドールを使用し、初めは入眠していたが朝方覚醒するような場合は、ハロペリドールが足りないことを意味している。その場合は「徐々に」増やしていく。
② 上記の薬物を使用しているのに夜間眠れないとき
・ベンゾジアゼピン系薬物（セルシン、ホリゾン）10mgをゆっくり静脈注射する。またはフルニトラゼパムかミダゾラムを希釈して点滴投与する。
・呼吸抑制の危険があるので酸素飽和度のモニタリングが望ましい。
・フルニトラゼパムは睡眠薬なので、せん妄を悪化させる。できるだけ使わない配慮が必要である。

（2）内服可能で興奮が目立つ場合
・リスペリドン（錠または液）：0.25～1mgで開始。
・無効の場合には同量程度を繰り返す。夕方以降に内服。
・翌日の投与量は、前日の投与量・効果・副作用を見て決定。
　ペロスピロン：2～8mgで開始（以降はリスペリドンと同様）
　クエチアピン：12.5～50mgで開始（以降はリスペリドンと同様）
　オランザピン：1.25～2.5mgで開始（以降はリスペリドンと同様）

（3）内服可能で興奮が軽度～ほぼない場合
　チアプリド：25～50mgで開始（以降はリスペリドンと同様）
　トラゾドン：25～50mgで開始（以降はリスペリドンと同様）
　ミアセリン：10～20mgで開始（以降はリスペリドンと同様）

以下に基づき著者作成。
＊寺田整司：高齢者せん妄の薬物治療．日本老年医学会雑誌，51（5）：428-435，2014．
＊宇佐美しおり（南裕子監修，宇佐美しおり編）：精神科看護の理論と実践――卓越した看護実践をめざして．p.137，ヌーヴェルヒロカワ，2010．

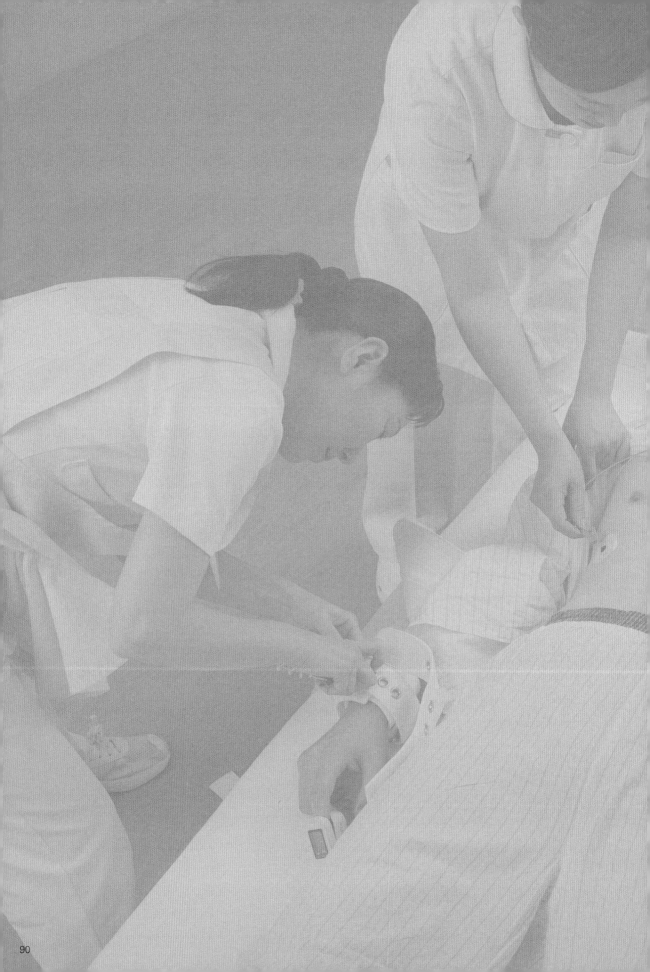

Ⅰ いざというときの動き方
応急処置が必要となった26のケース

4 急変

ケース21 身体拘束がきつすぎたことによるうっ血

40代男性の患者さん。統合失調症。病識が乏しく、家族に暴力を振るっていた。警察に家族が通報し、15時ごろ措置入院となる。

医師や看護師の話を聞こうとせず、「お前らグルだろう」と興奮し殴りかかろうとする状況が続き、隔離の指示が出る。鎮静のためリントン1Aが投与されるが鎮静されず、大声を出し続けていたため**身体拘束の指示**が出される。身体拘束の際も抵抗が激しく、男性スタッフ5〜6名で取り押さえながらの拘束となった。

夜勤帯への引き継ぎが終了し、17時30分ごろ様子を見に病室を訪れた看護師が、患者さんの**両手が紫色に変色している**ことに気づいた。すぐに熱感の有無を確認すると、拘束帯がかかっている**手首から下に冷感**が確認された。本人に確認したところ「ずっとしびれていてよくわからない」とコメントがあった。

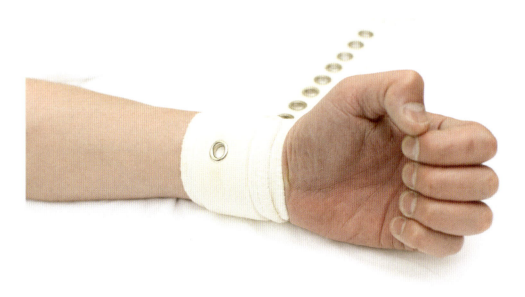

この状況を経験した看護師のコメント

「上肢の麻痺、壊死を防ぐためにただちに拘束帯を緩める必要があることはわかっていたが、入院時の状態を申し送られていたので、緩めることに恐怖を感じた」

まず何をする

応援をただちに呼ぶ。
拘束部位を緩め(2人以上で)、血流を再開させる。

次に

- 表に示す四肢の急性阻血徴候（異常知覚、疼痛、麻痺、蒼白、脈拍消失）がないかを確認します。
- それらの有無にかかわらず、医師に報告し診察を依頼します。
- 血流が途絶えるだけではなく、「コンパートメント（筋区画）症候群（compartment syndrome）」★に陥ることがあります。重度の場合は神経障害を残すため、患部の循環改善を図ることが最優先です。身体拘束を行う際は十分な観察が必要です。
- 前腕のコンパートメント症候群では、圧迫により生じた筋肉内微小循環障害によって屈筋群が壊死に陥り、フォルクマン拘縮を起こすことがあります。

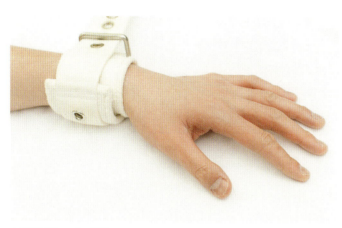

血流再開後の手の様子。

表　四肢の急性阻血徴候（5P）

異常知覚：Paresthesia
　　阻血領域の知覚障害
疼痛：Pain
　　直接の損傷に起因しない痛み
麻痺：Paralysis
　　阻血領域の運動麻痺
蒼白：Paleness
　　阻血領域の皮膚の蒼白化
脈拍消失：Pulselessness
　　四肢末梢動脈の拍動消失

＊救命救急士標準テキスト編集委員会編：救命救急士標準テキスト 下巻, p.1004, へるす出版, 2015より引用

とっさの声かけ、望ましい態度

○「指先の感覚はどのような感じですか？」と声かけをします。
　⇒急性期にある統合失調症患者さんは外からの刺激に対して敏感になっています。不用意なボディタッチは「侵襲される」恐怖が増幅されがちですので慎重に。
○ 患者さんの視界に入る所から声をかけ、焦点が自分に向いているかを確認します。
○ 声の調子はゆっくりと低めに。脅威を与えないような立ち振る舞いを心がけます。
　⇒興奮状態にあった患者さんは、急に声をかけられるなどの刺激に対しても敏感になっています。落ち着いたように見えても、急に攻撃的になることもあります。表情、語気の変化に注意しながら対応します。

避けるべき言動

× 「騒いだりするからでしょ」「おとなしくしてないと、いつまでも拘束取れないからね」といった言葉は興奮を強めます。またその後の関係構築の妨げになります。

★コンパートメント症候群とは：上肢や下肢における筋、血管、神経は、骨と筋膜と骨間膜に囲まれており、この構造をコンパートメント（compartment）あるいは筋区画と呼ぶ。身体拘束などにより内出血あるいは浮腫が発生すると、コンパートメント内の圧力が上昇し、循環不全から組織の阻血が生じる。壊死にまで至ると、腫脹、感覚障害、運動障害などの重篤な機能障害が起きる。硬い骨間膜を有する下腿と前腕に起こりやすい。

ケース 22 | 肺血栓塞栓症

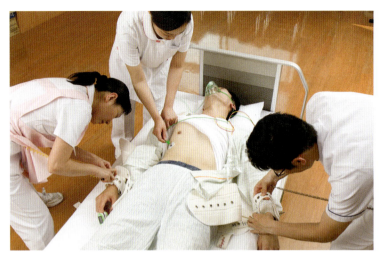

ただちに拘束帯を外し、モニターを装着する。

40代前半男性。統合失調症。両親と自宅で3人暮らし。

入院（8月中旬）の1か月前ほどから不眠、ふさぎ込みが見られるようになった。3日ほど前に「誰かが来ている」と言って夜中に家を飛び出すなど、幻覚妄想を伴った言動が顕著となる。このころから食事の量が減っていたとのこと。その後、独語・空笑が見られていた。

深夜に自宅を飛び出した日から3日後の14時30分ごろ、自宅から30kmほど離れたA町にて、裸足で車道の中央を歩いているところをドライバーが発見し通報、保護される。「B町（自宅から70km離れている）に自分を迎えに来ている人がいるから会おうと思って」と本人は話し、保護されたときに大きく抵抗することはなかったとのこと。

炎天下の道路が高温であったため、両足底にⅡ～Ⅲ度の熱傷を確認した。痛みの訴えは本人からはなかった。本人が言う名前と住所から身元が判明し、警察から連絡を受けた両親がすぐに病院に連絡をしてきた。

発見から1時間後、警察官と共に病院の外来に受診するも、このころになると「迎えが来てるのになぜ会わせてくれない」と怒るようになった。その場で飛び跳ねたり、「あーあーあー」と大声を出すようになるなど、意思の疎通が図れなくなった。両親の同意を得て医療保護入院となる。

極度の脱水状態であったため、入院後ただちに補正目的の点滴が開始されるが、すぐに自己抜針した。その後も二度自己抜針が見られた。安静が守れず、足底に熱傷負った状態で病棟を歩き回り、廊下のゴミ箱を蹴り倒し壊す、デイルームの机をひっくり返すなど制御がきかなくなった。そこで点滴の継続、本人の安全の確保、周囲の安全確保のため、**隔離および点滴時の身体拘束の指示**が出た。16時に拘束を開始したときは、大声で抵抗が見られていた。

その後20分おきに看護師が訪室し、観察した。17時30分ごろ、**頻呼吸、顔面蒼白、多汗状態**である患者さんを確認した。

この状況を経験した看護師のコメント

「患者さんの病態が悪化していることはわかったが、何が起こっているのかわからなかった」

「拘束開始時の状態を考えると、拘束を外すことに恐怖を感じた」

| 急変 |

| まず何をする | **人を集める。救急カートを準備する。ただちに拘束帯を外す。**
⇒肺血栓塞栓症では病態が急激に悪化する可能性があるので、人を集めて処置にあたる必要があります。 |

| 次に |

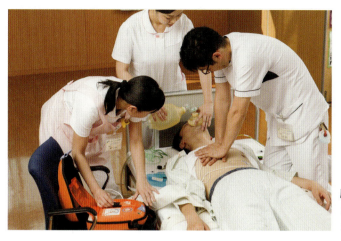

胸骨圧迫と人工呼吸（バッグバルブマスク）／AEDの準備。

- 意識消失している場合は気道確保を行い、呼吸がなければ胸骨圧迫と人工呼吸（バッグバルブマスク）を開始します。
- 心停止に備えてAEDを準備します。
- 呼吸をしている場合であっても低酸素血症を伴うため酸素投与を開始し、心電図モニターやパルスオキシメーターを装着します。
- 低血圧が持続する場合は輸液負荷やカテコラミンの使用が予測され、治療としては血栓溶解薬の投与やカテーテル下血栓除去術が考慮されるので備えます。
- 重篤な場合は人工呼吸器管理やPCPS（経皮的心肺補助装置）装着が必要となるため、これらの対応ができる病院への転院搬送の準備が必要になります。

| とっさの声かけ、望ましい態度 | ○ 急激な身体症状の変化に伴い、患者さんには大きな恐怖感があることを念頭に置きます。本人の恐怖、不安が軽減するよう**「終わったら体が楽になりますからね」**といった声かけをします。
○ 声の調子はゆっくりと低めに、を心がけましょう。
○ 呼吸状態、循環動態の改善を図ることが最優先です。ただし自分が実施する処置や対応については逐一言葉にし、患者さんと周囲の看護師に認識してもらいながら実施する必要があります。
○ その場から離れないようにします。 |

| 避けるべき言動 | ✕ 回復が見られた場合も、「**騒いだりするからでしょ**」「**おとなしくしてないからこうなるんだよ**」といった言動は、患者さんの混乱を助長します。またその後の関係構築の妨げになります。 |

| やってはいけないこと | ✕ 事態は緊急を要しています。「拘束中だから様子を見る」といった猶予はありません。 |

ケース23 アルコール依存症患者の吐血

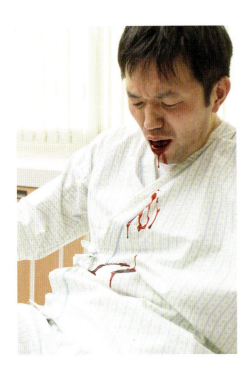

40代前半の男性。アルコール依存症。

酩酊状態で自宅周辺の道端で倒れているところを近所の住民が発見し、通報。当初総合病院の救急外来に搬送された。精神科に受診歴があったことから、23時に救急外来から精神科病棟への医療保護入院になる。

意識レベルはJCS Ⅱ-10であった。特に目立った外傷がなかったので個室にベッドを用意し臥床して経過していた。患者さんは臥床後すぐに入眠した。5時の巡回時、ベッド上でもぞもぞ動く患者さんを発見したため意識レベルを確認するために声をかけると、看護師のほうを見上げ、**起き上がろうとした。その直後吐血した。**

この状況を経験した看護師のコメント

「吐血に対する対処がわからず何をしていいのかわからなかった」

「起き上がらないように患者さんに伝えたが、意識状態が不明瞭な状態だった。指示に従ってもらえないので安静が保てず、さらに出血するのではないかと不安になった」

まず何をする

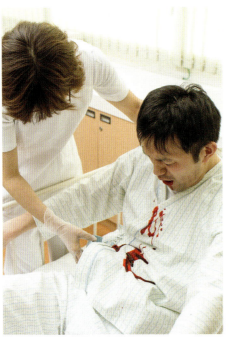

==すぐに体を支える。==

⇒腹圧をかけないための対応です。体を横に向け吐物（吐血）が気管内に流入することを防ぎます。

腹圧をかけないために
すぐに体を支える。

| 急変 |

次に

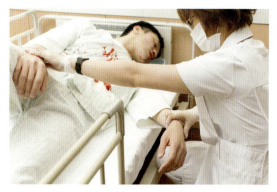

脈拍測定と同時に前腕皮膚の冷汗を調べる。

- 脈拍測定と同時に、前腕皮膚の冷汗を調べます。
- 顔面蒼白、虚脱、冷汗、脈拍触知不能、呼吸不全のうち1つでも認められればショックと判断します。
- 大量に吐血した場合、食道静脈瘤の破裂、上部消化管出血などが考えられます。いずれにしても出血をきたしているため、出血性ショック（循環血液量減少性ショック）への対応を行う必要があります。
- 出血性ショックへの初期対応は、酸素投与、輸液です。ショックによりせん妄を引き起こしている場合もあり、いち早い離脱が重要です。
- 輸液、ルート確保の準備をします（ただちに輸液の指示を医師から受けます）。
- 吐血が落ちついても離脱症状の出現の可能性が残っています。吐血したことでさらに危険性が高まったと考え、離脱症状出現に備えなければいけません（離脱症状への対応は、ケース24を参照）。

| とっさの声かけ、望ましい態度 | ○ コミュニケーションを取るよりも、循環動態の改善を図るのが最優先。ただし意識状態を確認するための声かけは続けます。
○ 患者さんに意識がなかったとしても、通常の看護を行うときと同様に、自分が実施する処置や対応については逐一言葉にします。それが、自分が行っている処置や対応を周囲の看護師に伝えることにもなります。 |

| 避けるべき言動 | ✗ 処置の最中に指導的な言葉をかけるのはやめましょう。治まったあと、逆に否認や、再飲酒欲求を強めます。
「飲み続けてるからこんなことになるんだよ」
「だからお酒やめなさいと言ったでしょ」
「こんなになったんだからもう飲まないでしょ」 |

| やってはいけないこと | ✗ 腹圧がかかるような姿勢(左頁上の写真のようにベッド上で座っているなど)は避けます。
✗ 救急カートを取りに行こうとするなど、その場を離れてはいけません。
✗ 1人での対応はできません。必ず応援を呼びます。
✗ 説明なしに処置を進めることは控えます。
✗ 焦るあまり処置に没頭すると、患者さんの不安が強化され、混乱が助長されます。 |

ケース24 アルコール依存症患者の離脱症状（振戦せん妄）

　40代前半の男性。常用的な飲酒があった。家族に対する暴力が原因で近所の住民が通報したので、入院形態は医療保護入院となった。

　10時ごろ警察官と共に来院し、入院となる。前日は警察署に拘留されていたとのこと。アルコール臭が強く、女性看護師に対して暴言が見られ、手を上げようとする行為も見られた。鎮静が困難であると判断されたため保護室隔離となる。

　14時の検温に看護師が訪室すると、いびきをかいて寝ている様子が観察された。バイタル値に特に異常値はなかった。昼食時は本人が寝ており、声かけしても目を覚まさなかったため欠食となる。18時30分に、夜勤帯の看護師が夕食の声かけに訪室すると、**発汗、焦点が合わない、支離滅裂言動、呂律不良**を認めた。看護師数名で入室すると、**羽ばたき振戦**と思われる振戦が観察された。**口唇部から茶褐色の吐物が流れている様子**も観察された。**喘鳴著明、顔面蒼白**が確認された。

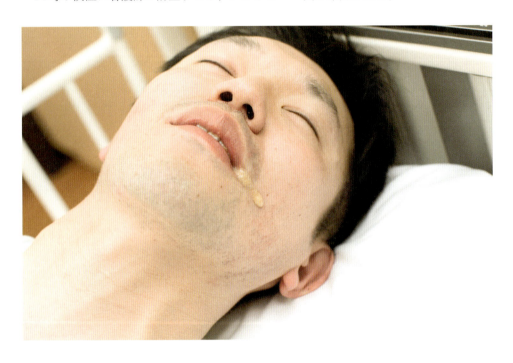

この状況を経験した看護師のコメント

「暴言、暴力が顕著である患者さんであったため近づきたくなかった」
「離脱症状の危険性は考えていたが、入院時が元気だったので1週間以内に徐々に出てくるだろうと考えていた程度だった」
「こんなに早く意識が消失するとは思わなかった」
「夜間帯に入っており、しかも食事介助もある時で、少ない人数でどう対応したものかわからなかった」

| 急変 |

| まず何をする | |

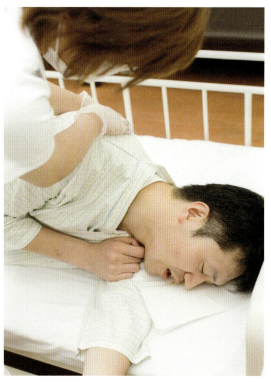

安静な体位を保持する。
⇒体を横に向け、吐物が気管内に流入することを防ぐ。
昏睡の場合は、舌根沈下による気道閉塞と嘔吐による誤嚥の回避のために、用手的に気道を確保しながら、側臥位を深くした回復体位にします。

吐物が気管内に流入することを防ぐ体位を取る。

| 次に |
- ただちに応援を呼びます。
- 輸液、ルート確保の準備をします（ただちに輸液の指示を医師から受けます）。
- 羽ばたき振戦と思われる症状が出現したら、肝性脳症の昏睡度分類ではⅡ～Ⅲに相当します。この場合は昏睡まで陥っている状態なので、さらにグレードが悪いⅣに相当すると判断します。

| とっさの声かけ、望ましい態度 |
- ○「○○さん、わかりますか」「○○さん、△△しますよ」といった声かけを続けます。これは意識状態を確認する目的での声かけであると同時に、患者さんの不安や混乱を軽減するための声かけです。
- ○ 意識状態が悪いので、周囲に協力を依頼し、救急カートを用意し急変に備えます。

| 避けるべき言動 |
- × 処置の最中に指導的な言葉をかけるのはやめましょう。治まったあと、逆に否認や、再飲酒欲求を強めます。
  「飲み続けてるからこんなことになるんだよ」
  「だからお酒やめなさいと言ったでしょ」
  「こんなになったんだからもう飲まないでしょ」

| やってはいけないこと |
- × 救急カートを取りに行こうとするなどで、その場を離れてはいけません。
- × 1人で対応はできません。必ず応援を呼びます。
- × 説明なしに処置を進めることは控えます。
- × 焦るあまり処置に没頭すると、患者さんの不安が強化され、混乱が助長されます。

[解説5]

アルコール依存症による身体合併症

"こう理解しよう"

　アルコール依存症と関係がある身体合併症には、アルコール性肝障害、膵障害、消化管障害、心循環器障害、神経障害、離脱症候群があります。

　ケース23に見られた吐血は、消化管障害のうち、マロリー・ワイス症候群か、食道静脈瘤である可能性が高いと思われます。ケース24に見られたものは離脱症状です。それぞれを解説します。

1　吐血の原因

マロリー・ワイス症候群（Mallory-Weiss syndrome）

　これは嘔吐などにより腹腔内圧が急激に上がり、「噴門部近傍」（胃の入り口付近）に裂傷をきたした病態です。

　長期多量飲酒による嘔吐が繰り返されるということは、胃、食道の外側から大きな圧がかかり続ける、ということです。膨らませた風船を一気に押すとその力は風船の入口に集まります。もしも、入口付近に栓がされていたら押された力は逃げ場を失い風船の入口付近に大きな力がかかります。内側からかかる力が膜の限界を超えると破れてしまいます。マロリー・ワイス症候群もこれと同じ原理です。

　食道が破けると出血します。それが吐血の正体です。一般的に出血量は少ないとされています。

食道静脈瘤

　アルコール性肝障害が重症化すると肝硬変となり、肝繊維化と結節形成が進み、肝臓が十分に血液を取り込むことができなくなります。すると肝臓に血液を送る血管である門脈には、行き場のない血液が増え、血圧が高くなります。

　行き場を失った血液は、門脈が枝分かれしている血管である左胃静脈に流れ込みます。左胃静脈の先には細い食道静脈があります。想定していなかった量の血液が流れ込んでくるので食道静脈はどんどん膨らんでいき、膨らみ続けた食道静脈のもろい箇所がやがて破裂します。これが食道静脈瘤破裂です。

　いったん破裂すると、止血されない限り出血が進む一方です。治療が遅れれば出血性ショックからの死亡リスクが高まります。

2　離脱症状の原因

原因は、中枢神経系の過剰興奮

　離脱症状は退薬症候とも呼ばれています。常用していた薬を退薬するとどうなるでしょうか。

　長らく常用していたアルコールを中断する、ということは常用していた精神科薬を

中断するのと同じで、身体に急激な状態変化が起こる可能性が高まります。アルコール離脱症候群は、アルコールの中断に伴いアルコール血中濃度が急激に低下することで、中枢神経系が過剰興奮状態になることなのです。

入院1週間以内に出現するリスクが高い

　アルコール離脱症状はその出現の時間的経過から早期症状群（小離脱）と後期症候群（大離脱）とに分けられます（図）。ケース24のように当初から離脱症状の徴候があるとは限りません。一見状態が落ち着いているように見える患者さんもいます。ですから、アルコール依存症の患者さんが入院する際は、離脱症状が生じる可能性を常に頭に置いておくことをお勧めします。しかし、「いつ発症するかもわからないのにいつまでも備えていられない」という声もあるでしょう。そこで目安として大事になるのが最終飲酒の時間です。

　早期症状群が生じる場合は、最終飲酒から10〜30時間以内に症状がピークを迎え、2〜3日で改善します。振戦、軽い発汗、一過性の幻覚などが出現します。そのうち20％程度が後期症候群に移行します。

　後期症候群が生じる場合は、最終飲酒後2〜3日ごろから始まり、最後は深い昏睡ののちに改善します。経過は1週間程度です。痙攣発作を伴わずに、振戦、著しい発汗または100/分以上の脈拍数などの自律神経系過活動、幻覚などが出現します。

　私は入院時のバイタルサイン測定時など、患者さんの手のひらや腕を触ってみた感触（乾いているか湿っているか）で離脱の可能性を予測するようにしています。とても湿っている場合は注意です。

　振戦や幻覚、興奮といった目に見える症状が出現してから気づくのではなく、前もって心積もりがあれば早期発見対応が可能になります。患者さんが入院してからの1週間は「離脱症状があるかもしれない」と頭に入れておきましょう。早期に発見して以下に示す治療を行えば、そのぶん予後も良くなります。

図　早期症状群（小離脱）と後期症候群（大離脱）の臨床症状

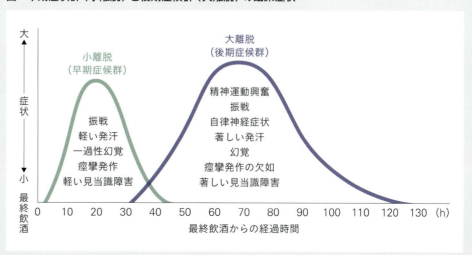

治療としてできること①──栄養状態改善のための補液

離脱症状が出現する患者さんの多くは長期に渡りアルコールを常用しており、栄養状態が不良です。脱水、低蛋白血症、低カリウム血症、低マグネシウム血症などを伴うことが多いです。また消化管出血があれば経口摂取もできません。全身状態を整える目的で補液が開始されます。

治療としてできること②──薬物療法

先に離脱症状について「アルコールの中断に伴うアルコール血中濃度の急激な低下によって出現する、中枢神経系の過剰興奮状態」と説明しました。反跳現象とも言います。急激な血中濃度の低下が離脱症状を出現させるのであれば、緩やかに低下させれば離脱症状の出現を抑えられるのではないかという発想で薬物療法は進められます。そこでアルコールと類似した作用機序を持つ薬物（ベンゾジアゼピン系不安薬）を投与し、暫時減薬していくのです（表）。

表　アルコール離脱の薬物治療（処方）の例

1）軽度の場合 ①レキソタン5mg：3錠／3×3食後 ②レキソタン5mg：1錠／1×眠前、あるいはロヒプノール2mg：1錠／1×眠前
2）中等度で、後期症候群へ移行しそうな場合 ①ホリゾン（10mg）1A：5〜6時間以上の間隔を置いて筋注、2〜3回／日
3）後期症候群（振戦せん妄） ①リスパダール3〜6mg：3錠／3×3食後 ②ホリゾン（10mg）1A：3〜4時間以上の間隔を置いて緩速静注あるいは筋注 ③ハロペリドール（5mg）1A：筋注あるいは点滴を2〜3回／日

＊石動郁子（日本病院薬剤師会編）：薬剤師の強化書　精神科薬物療法の管理，p307，南山堂，2011に基づき作成

3　体に注目する

アルコールの患者さんの入院直後はまず体

精神症状に隠れて体が危険な状態になっていることに気づかない場合もあります。入院時暴れていると一見元気そうに見えるのですが、じつは何日も前から入眠していない、消耗しているという場合があります。元気すぎる理由の1つは身体感覚が鈍くなっていてブレーキが効かないからです。ケース23、24はそういったケースです。どちらも酩酊状態に隠れて体が危険な状態になっているにもかかわらず治療が遅れた事例です。

酩酊状態での入院以外にも統合失調症の急性期や認知症などの患者さんは、体の違和感、苦痛といった、体が発するサインに自分で気づきにくい状態になっています。

ですから苦痛をうまく説明することができません。こういったときに見落とされがちです。発見が遅れれば当然重症化します。

　私は多弁多動、攻撃的口調、力が強い、など元気すぎる患者さんが入院した際は、「まず体」と意識するようにしています。入院に限らず、普段から「不穏です」といった申し送りがあった場合なども、まず身体状況を観察する、血液データを見る癖をつけておくと、身体合併症への気づきも早いです。

身体と精神はセットである

　精神科病棟に入院するわけですから患者さんには何らかの精神症状があることは確かです。しかし、その原因が身体的なものである場合もあります。身体的な苦痛が軽減したあと、嘘のように精神症状が落ち着くこともあります。精神症状が出た際は、身体要因から考え、1つ1つ要因を消去していく形でアセスメントを進める方法が望ましいです。

　私の経験談ですが、連日夜中に大声を出す統合失調症の患者さんがいました。母親と二人暮らしの中年男性でした。怠薬していたこともあり、入院後、すぐに鎮静の指示が出て、頓服薬の指示も出ていました。連日頓服薬を飲んでいましたがどうしても状況が改善しませんでした。私が夜勤のとき、22時ごろから大声が出始めていました。しかしその日、以下のようなやりとりにより、私は彼の体に注目しました。

患者さん　（自室から詰め所に届くほどの声量で）わー！
中村　（訪室して）どうしましたか。
患者さん　わからない。
中村　でも声が聞こえたので何かあったかなと思いまして。
患者さん　そう。
中村　苦しいのかなと感じましたが。
患者さん　苦しい。
中村　苦しいんですね。どこでしょうか、頭でしょうか、それとも胸、お腹……。
患者さん　心。
中村　心が苦しいんですね。
患者さん　そう。僕、人の苦労を食べてるから。

　このやり取りから、私はその患者さんに断って腹部を観察しました。「苦しい」「食べている」という言葉に腹部の異常を連想したからです。腹部膨満が確認できました。打診や聴診、触診によりガス貯留が推察されました。そこで導気を施行したところ大量のガスが排出されました。患者さんの大声は消失し、30分もしないうちに入眠しました。

　患者さんの不穏には必ず原因があります。原因究明の際、優先的に体に目を向ける習慣をつけておくと、患者さんの苦痛の軽減が早く実現します。荒唐無稽に見えても、患者さんの発言には意味があることも強調したい点です。

ケース 25 | 多飲症による低ナトリウム血症

　50代前半の女性患者さん。統合失調症。精神遅滞。

　身長160cm程度、体重は68〜69kgだった。普段から口渇を訴えており、看護師の注意を聞かずコップを持ち歩き、絶えず水を飲んでいた。水を飲んでいる姿が頻繁に観察されるようになったので体重を測定したところ70kgであった。体重増加は頻回な水飲みによるものであると判断されたので、採血にて**血中ナトリウム（Na）を測ったところ115mEq/L**だった。

　主治医はただちに隔離の指示を出した。16時から隔離開始となった。その際の体重は74kgだった。意識ははっきりしていたが、ややふらつきが見られていた。

　患者さんは隔離されたことにより腹を立てしばらく怒鳴っていたが、夕食は残さず摂取し、夕薬も就寝時薬も拒否なく内服した。21時の消灯に合わせるように入眠するところを確認。その後の巡回時、特に起きることなく入眠経過していた。4時の巡回時、**いびき様呼吸**であることに看護師が気づき、すぐさま部屋に入り声をかけたところ、全身性の痙攣が出現していた。

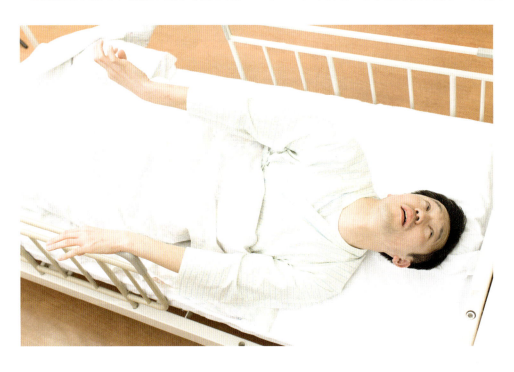

この状況を経験した看護師のコメント

「多飲水による体重増加であることや、それに伴う隔離であることも理解していたはずなのに、異常の発見が4時と遅れてしまった」

「ふだんの体重と比較すると大幅に増加しており、採血データを見ても相当血中Naの値が低いことは認識していたが、痙攣が起こることまでは考えていなかった」

| 急変 |

| まず何をする |

原因は何であれ、まずは痙攣への対応を行う。
⇒痙攣が起きている場合は体が激しく動き、ベッドからの転落やベッド柵などに四肢をぶつけることがあるため、毛布などで覆い外傷を予防します。また、危険なものは遠ざけるようにします。

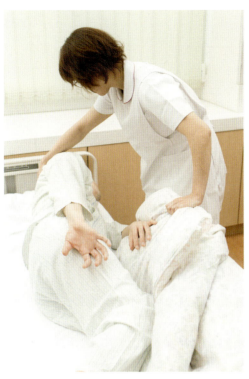

ベッド柵は毛布などで覆い、外傷を予防する。

| 次に |

- 全身の酸素消費量が急速に上がり、痙攣後は酸素不足に陥るため、可能な限り早めに高濃度酸素の投与を開始します。
- 発作中はバイトブロックやガーゼなどを口に入れてはなりません。過去には咬舌防止のためにそれらを入れると指導されていましたが、痙攣で舌を噛み切ることはまずありません。また、痙攣をしている状態で異物を口に挿入しようとすることで歯の損傷につながるからです。
- 発作後は、抗痙攣剤投与目的と、（このケースの場合は）低ナトリウム血症の補正のために静脈路確保が必要なので、その準備をしておきます。ただしナトリウムは急激に補正すると脳浮腫を起こすため、電解質を厳重に管理しながら補正する必要があります。そのためにICUのある施設へ転院するケースが多いため、その準備も考慮します。

| やってはいけないこと |

✗ 一度痙攣が認められた場合は、意識レベルの観察の際の痛み刺激や、瞳孔観察の際のペンライトの光などでも痙攣が誘発されることがあります。それらは避けるようにしてください。
✗ 歯の損傷予防のため、発作中はバイトブロックやガーゼなどを口に入れないようにします。

| 避けるべき言動 |

✗ 処置中の「**こうなるから水飲まないようにしなさいって言ってたんだよ**」といった指導や叱責は、治まったあと、飲水量を減らすどころか増やすことになります。また緊急の場での指導は、患者さんの混乱や孤独感を増強します。

[解説6]
多飲症について

"こう理解しよう"

多飲症に対する誤解

　多飲症の患者さんがいたとき、みなさんはどのような対応をしているでしょうか。「水飲みすぎると死ぬんだよ」と脅したり禁止したりする指導を現場で目にすることがあります。しかし、この指導は患者さんが水を飲み続けることを強化することにはなっても、それで水を飲むことが止まることはありません。

　体重が増えてきた→水を飲みすぎていた→水分制限→Naの値が120mEq/Lを切った→隔離→体重が減った→保護室内では飲水制限を守れている→Naの値が130mEq/Lを超えた→時間開放開始→また水を飲むようになった→体重が増えてきた→……といういたちごっこが続いてないでしょうか。これは患者さんが回復から遠ざかっている現象です。多飲症についての理解があれば、水を飲むことについて患者さんと一緒に考えていくことができます。

何ができるか

　川上は、多飲症と水中毒を以下のように定義しています[*1]。
多飲症：飲水に関するセルフケアが低下しているために、体重が著明に増加するほどの飲水をしてしまうことであり、過剰な水分摂取により日常の生活にさまざまな支障をきたすこと。
水中毒：多飲症によって誘発されるもので、希釈性の低ナトリウム血症による諸症状を呈している状態。

　つまり多飲症＝水中毒ではないということをまず押さえましょう。

　患者さんが水を飲むことをやめられなくなる原因ははっきりとはわかっておらず、①心因・ストレス、②精神症状、③常同行為、④器質的な原因、⑤抗精神病薬、⑥喫煙、などさまざまな説があります。

　ただ、多くの患者さんは自分が水を多量に飲んでいることを自覚しています。多飲と倦怠感が結びついている患者さんもいます。それでも止められない状態なのだと理解することが回復支援の1歩目です。多飲症の患者さんに対して一方的に「水の飲みすぎはいけない」と指導することは、アルコール依存症の患者さんに対して一方的に「お酒はいけない」と指導することと変わりません。アルコール依存症患者さんへの一方的な指導が断酒に結びつかないのと同様、多飲症患者さんへの一方的な指導も回復に結びつきません。

　多水症への支援については、行動療法的な治療、リラクゼーション法の習得、トークン・エコノミー、心理教育、作業療法などがあげられています。いずれの方法においても患者さんの訴えを丁寧に聞くことが重要です。多水症患者さんの訴えで最も多いのは「口渇」でしょう。この口渇に対処すべく水を飲んでいるのです。ですから多飲症の原因を考える際には、「口渇」の原因を考えることからスタートすることが多くなります。

「口が渇くのですね」と問うと患者さんは、「どういったときに口が渇くのか」「今、どうやって口の渇きに対処しているのか」を話してくれることでしょう。これは当事者研究のアプローチと同じですね。看護師の丁寧に聞く姿勢は患者さんに安心感を与えます。自分が非難されない、指摘されないという安心感があれば、患者さんはさらに詳しく自分の状態について語ることができます。ですから患者さんの訴えに口を挟まず丁寧に傾聴しましょう。この姿勢が受容です。

　受容とは、患者さんを無条件に価値ある人間として受け入れ尊重する態度であり、精神看護の基本[*2]です。看護師の受容は患者さんの回復に不可欠です。MillerとRollnickは「受容は、その人が変わることを促進する」と述べています[*3]。受容的態度は患者さんのそれまでの飲水の行動が変わることを促進するのです。受容的態度を継続することで安心感を得た患者さんは「どうすれば変わることができるのか」という言葉を口にします。この時にこそ治療的アプローチが効果を発揮します。患者さんの訴えに基づいて適切と思われるプログラムを勧めることが重要です。

　文献1は山梨県立北病院における多飲症に対する取り組みの実践が書かれたものですが、考え方の転換とさまざまな看護の工夫という意味で参考になるのでぜひ参照してみてください。一例をあげると、患者さんが隠れて短時間に水をがぶ飲みするのが危険なのであり、少しずつ飲むほうが安全であることから、「申告飲水」という方法を導入し、詰所内でおいしく冷えた水をいつでも味わって飲んでもらえるようにした、というようなユニークなアイディアも書いてあります。

　患者さんは飲水がコントロールできない無力な人なのではなく、自分の体の違和感や不快感になんとか対処しようとしている人なのです。ですから、その訴えに耳を傾け解消策を共に模索することが重要です。

文献
- [*1] 川上宏人（川上宏人，松浦好徳編）：多飲症・水中毒——ケアと治療の新機軸．医学書院，2010．
- [*2] 山本勝則（山本勝則，藤井博英，守村洋編）：看護実践のための根拠がわかる 精神看護技術 第2版．p.67，メヂカルフレンド社，2015．
- [*3] Miller R.William, Rollnick Stephen（松島義博，後藤恵訳）：動機づけ面接法——基礎・実践編 第4版．p.49，星和書店，2012．

ケース 26 悪性症候群による痙攣

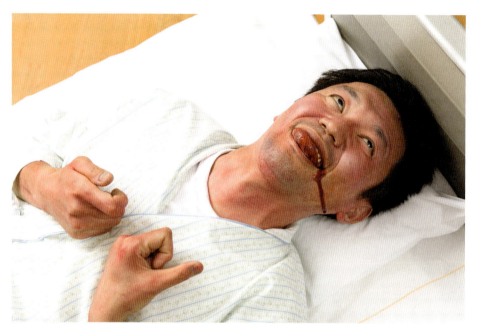

痙攣時は酸素の消費が激しいので、顔が真赤になる。
酸素不足になるため、痙攣が治まったら早めに高濃度酸素を投与する。

20代前半男性。統合失調症。

1週間ほど前から食事を摂らなくなった。また、急に怒る、お膳をひっくり返す、他患者さんの物品を投げ散らかすなどの行動が見られるようになった。看護師が注意しても上の空で聞く様子が見られない。看護師からの報告で薬が増量になった。拒否することなく毎食後内服していたが、食事はほとんど手をつけないでいた。「普段から自立している患者さんなので、水分は摂っているようです」と申し送りされていた。**水分出納は観察されていなかった。**

その日の検温に看護師が訪室したところ、40℃であった。JSCI-3であり、意思の疎通があまりとれない印象を受けた。血圧を測ろうとしたときにずいぶん力が入っていると感じたが、141/80mmHgであり、高めではあるが大きく逸脱していないため、部屋を退出しようとしたとき、患者さんが「うっ、うっ、うっ」とうなり、**舌を噛みながら痙攣し始めた。**

この状況を経験した看護師のコメント

「痙攣発作ということはわかったが、このあとどう動けばいいのかわからなかった」

「痙攣発作で舌を噛み切る事例もあると聞いたことがあったので、まず舌をどうにかしなければならないと思ったが、自分の指も噛み切られるのではと躊躇した」

まず何をする　==危険な物を遠ざけ、打撲への予防をし、安全を確保する。==
==高濃度酸素を準備する。==

| 急変 |

次に
- 痙攣は、(実際には長く感じるかもしれませんが) 通常2分程度で治まります。5分を超えるときは重責発作であり、すぐに痙攣治療を開始しなければなりません。冷静に、痙攣持続時間を測定しておきます。痙攣中は呼吸が止まっておりチアノーゼも出現しますが、それらは痙攣によるものなので、慌てずに、痙攣後の対応の心構えをしておきます。
- 痙攣の最中には、その原因はわかりません。電解質異常、薬剤性のもの、頭蓋内病変などいろいろな原因があり、発熱もしているので髄膜炎なども考えられます。このケースの場合は、全身状態と精神状態の悪化が続いたなかで薬剤が増量になったという経緯から考えて、振り返れば悪性症候群と推測できた、ということになります。
- 原因が何であっても、痙攣が起きた場合の初期対応としては、安全管理と酸素投与になります。
- 失禁や嘔吐が見られることがあります。嘔吐があれば誤嚥防止 (吸引の準備など) の対応も必要です。
- バイタルサインを測定し、意識レベル (呼名に対する反応があるか、痛み刺激があるかなど) も把握します。

とっさの声かけ、望ましい態度
- ○ 患者さんの恐怖感、孤独感の軽減を第一目標とします。
- ○ 声の調子はゆっくりと低めに、を心がけるようにします。
  ⇒ 具体的には==「あなたを助けるお手伝いをさせてください」==などと言います。
- ○ 受傷程度を確認する際や、さまざまな処置をするときは、そのつど言葉にして説明しましょう。

避けるべき言動
- ✕ 痙攣中に舌を噛んでいるからといって、無理に開けようとしたり、自分の指や棒を入れたりしてはいけません。逆に窒息を招くおそれがあります (舌は、噛んで切れてしまったとしても、あとから縫合が可能です)。

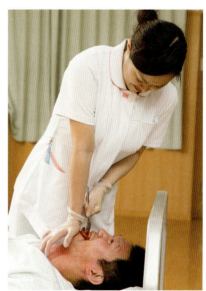

痙攣中に無理にスプーンで開口させようとしている間違った対応例。

やってはいけないこと
- ✕ 緊急を要する場面での指示的な言動 (「口を開けなさい」「舌は中に入れて」など) は、患者さんの混乱や孤独感を増強させます。

[解説7]
悪性症候群を防ぐには

1 発生機序と病態

頻度は高くないが、重篤な病態

「悪性症候群」は、精神科看護師であれば必ず耳にする疾患名です。実際に発症を目の当たりにした人もいるでしょう。その発生頻度は0.2%[*1]とも0.07～2.2%[*2]ともいわれています。つまり、抗精神病薬を服用している患者さんのうち大多数は悪性症候群に罹患しません[*3]。頻度が高いわけではないので、いざ目の当たりにするとどう対応していいのかわからないこともあるかもしれません。

悪性症候群は、適切な対処がなければ死に至る重篤な病態です。予防する意味でも、その病態を知っておく必要があります。

連続した病態として理解する

悪性症候群は向精神病薬の使用を開始したとき、向精神病薬の用量を増やしたとき、抗パーキンソン剤の使用を減量したときに発症が見られます。このことから向精神病薬の副作用ということに間違いないのですが、発症機序と病態は十分には解明されていません。

悪性症候群の病因は、古くは筋原性仮説や、ドパミン-セロトニン神経系不均衡仮説などさまざまなものがあります（表1）。また、確実なエビデンスには乏しいものの、臨床的には脱水、低栄養、疲労、感染、脳器質性疾患の併存などの身体的要因が示唆されています。ですから、薬物だけでなく広い視野で患者さんを見ることが重要です。

表1 悪性症候群の病因/病態論

- ドパミン神経遮断仮説
- 筋原性仮説（←悪性高熱症と類似）
- ドパミン系-セロトニン系の不均衡仮説
- ドパミン系とAch系の不均衡仮説
- 交感神経系仮説
- 薬物代謝障害仮説

＊河西千秋他：悪性症候群は予測できるか．精神神経学雑誌，110(8)：640, 2008.

オーストラリア治療ガイドライン委員会は「向精神薬治療ガイドライン」のなかで、悪性症候群を予防するためには、「錐体外路症状からカタトニア、悪性症候群までを、一連の病態の連続したものと捉えることがきわめて重要である」と述べています[*4]。

悪性症候群へ進展する各段階

オーストラリア治療ガイドライン委員会は、悪性症候群の病態を5段階に分類しています（表2）。それによると、錐体外路症状から始まり、カタトニア（緊張病）、悪性症候群へと移行していくことがわかります。つまり、悪性症候群は、神経遮断薬により生じる「錐体外路症状」が重症化したものだというのです。ですから、悪性症候群に至る前に、第一段階で気づくことが重要です。

表2　悪性症候群へ進展する各段階と起こり得る状態

各段階	筋強剛	バイタルサイン/検査値	意識状態/症状	解説
第1段階 錐体外路 反応	軽度～中等度		・軽い肩こり症状 ・嚥下障害 ・振戦 ・アカシジア ・発汗 ・軽い自律神経症状	軽い肩こり症状、一見奇異な体や顔面の動き、嚥下障害、構音障害などの筋緊張異常反応、筋強剛や振戦を主とするパーキンソニズム、落ち着きなくウロウロする静座不能症（アカシジア）があります。この段階では神経遮断剤の中止や支持療法を実施するだけで症状は治まります。
第2段階 神経遮断 剤カタトニア （NIC）	軽度～中等度 ＋歯車現象	P：70-90 PR：18-28 BP：120/70-140/80 CPK：正常値～軽度上昇	・せん妄 ・興奮 ・無口 ・ときおり拒食 ・発汗 ・自律神経障害	この段階では筋強剛が増し、歯車現象（他動的に関節を曲げる際カクカク動く現象）が出現し、少し自律神経障害があります。発熱はなく、CPK（クレアチンホスホキナーゼ）値も正常範囲から軽度の上昇で推移します。ある程度軽快すると、もともとの精神症状が再び悪化してくることがあります。元気がなくなり、無口、動きが乏しく、ときに拒食するような場合と、逆にアカシジアが悪化したように落ち着きなく、興奮し、せん妄を生じる場合もあります。
第3段階 軽症悪性 症候群	軽度～中等度 ＋歯車現象	BT：38-39℃ P：90-110 PR：25-30 BP：140/100-210/110 CPK：常値～軽度上昇	・せん妄 ・興奮 ・発汗 ・頻脈 ・尿失禁 ・流涎 ・強い自律神経症状	この段階は筋強剛や歯車現象が強くなり、軽度ですが発熱が出現するところが第2段階と異なります。発汗、頻脈、尿失禁、流涎が加わります。
第4段階 悪性症候群	中等度～重症 ＋鉛管状固縮	BT：39-40℃ P：110-130 PR：25-30 BP：130/80-150/90 CPK：200-1500	・発汗 ・嚥下困難 ・振戦 ・尿失禁 ・昏迷から昏睡 ・無言症 ・頻脈 ・血圧の上昇または不安定 ・白血球増多 ・自律神経異常・筋損傷（CPKの上昇など） ・多臓器不全	「悪性症候群」として診断基準を満たすのはこの段階からに対してです。前の段階までは歯車現象であった筋強剛も、この段階では鉛管状固縮（他動的に関節を曲げる際、鉛の管を曲げるような抵抗がある現象）となります。CPKの上昇や多臓器不全の像を呈します。
第5段階 悪性症候群 （重度）	重症 ＋鉛管状固縮	BT：39-42℃ P：130-150 PR：30-36 BP：140/100-210/110 CPK：200-1500	・上記がさらに悪化 ・不可逆的となると死亡	第4段階からさらに症状が激しくなり、不可逆的となり死亡する場合があるのがこの段階です。

＊オーストラリア治療ガイドライン委員会（梅田忠斉，浜六郎ら訳）：向精神薬治療ガイドライン．p.263, NPO法人医薬ビジランスセンター，2004に基づき作成。

2 「食べない、飲まない、発熱、悪性（症候群）」と覚える

　私は「食べない、飲まない、発熱、悪性（症候群）」と覚えるようにしています。「あの患者さん、最近摂食量が減ったわ」と申し送りがあれば、まず悪性症候群を思い浮かべる癖をつけています。悪性症候群は特に早めの対処が重要だからです。拒食症の患者さんには「気分が乗らないから食べなかった」という解釈もできますが、向精神病薬を服用しているからにはどの患者さんにもリスクがあると普段から意識しています。

　悪性症候群は早い段階で嚥下障害や拒食が出現します。それが発見の指標になるわけではありませんが、仮に悪性症候群が発症しての拒食であったなら、病状進行が早くなるので注意が必要です。

脱水と症状の関連性

　拒食、嚥下障害が続くと脱水が進行します。悪性症候群は早い段階から発汗も見られますから、脱水はさらに進行します。脱水が進行すると服用中の向精神病薬の血中濃度が上がります。

　たとえば食塩がAとBそれぞれのビーカーに10gあったとします。そこに水100mLをAに、50mLをBに注ぎ食塩を溶かしたとします。食塩の量は同じでも、水の量が半分なので、当然Bの塩分濃度はAに比べ高くなります。脱水が進むということは、このBと同じように向精神病薬の血中濃度が高くなるということです。いくら適量を内服していたとしても、脱水が進んでいる状態で内服を継続すると濃度が上がり続けます。そもそも、内服薬の副作用で悪性症候群が発症しているのですから、薬物の血中濃度の上昇に応じて悪性症候群が重症化することは明らかです。

筋強剛と症状の関連性

　さらに筋強剛もこの脱水の進行に追い討ちをかけます。悪寒時などに見られる戦慄（shivering）は、筋肉の収縮によって体熱の生産を促進する生理反応です。筋肉が収縮すると体は熱を生産します。歯車現象や鉛管状固縮となるほど筋肉が収縮している状態が続けばやはり体温は上昇していきます。体温が上昇すれば発汗量が増え脱水はさらに進行し、悪性症候群が重症化します。ですから治療には筋弛緩剤であるダントロレンが用いられます。

　悪性症候群での発熱は細菌やウィルスなどの炎症による発熱ではありません。筋強剛による発熱です。ですから炎症に作用する解熱剤を投与しても体温は下降しません。筋の強剛が持続している限りは物理的に冷却しても体温は低下しません。

筋組織の崩壊と腎障害

　筋強剛が継続すると、筋組織が崩壊し、筋中のミオグロビンが血中に放出されます。ミオグロビンは腎毒性があるため、糸球体より漏出するミオグロビンが過多になれば急性腎不全などの腎障害を発症します。

3 治療

治療は、まず速やかな原因医薬品の中止です。続いてダントロレンを使用し解熱を図ります。脱水の改善のために輸液による体液・電解質の補正を行います。この際の補液は、単に脱水の改善だけを目的とはしておらず、ウォッシュアウトも目的としています。悪性症候群が軽快すれば、向精神病薬を再開することができますが、用量は必要最少量とし、抗コリン剤を併用します。

4 見逃しの根本にあったもの

ケース26は、悪性症候群の兆候を見逃したために重症化した事例です。この患者さんは1週間前から悪性症候群を発症していた可能性があります。オーストラリア治療ガイドライン委員会が述べる病態（111頁の表2）の第2段階に該当します。

ケース26の場合、「急に怒る」「お膳をひっくり返す」「他患者さんの物品を投げ散らかす」などの行動は、統合失調症の病状悪化に伴う行動とも捉えることができるため、看護師は主治医に事態を報告し、向精神病薬が増量となりました。食事は一向に食べようとしないまま増量された服薬が続き、悪性症候群の病状がさらに進行しました。

どうしてこのようなことが起きてしまったのでしょうか。それは「悪性症候群を視野に入れたアセスメントがなされていなかったから」です。

ではなぜ、悪性症候群を視野に入れたアセスメントができていなかったのでしょうか。

それは精神科看護師が長年培ってきた「通常じゃないこと＝問題行動と捉える文化」、そして「問題行動は抑えるべきという文化」があるからではないでしょうか。厳しい言葉でいえば、そういう文化が、本来実施すべき体を含めたアセスメントを省き、安易な投薬を招いているのではないかと感じます。

私たちの中にある「抑え込んで解決したいという衝動」を抑え込む努力が必要です。そうすることで私たちの目は違う観点に開かれ、ケース26のような悪性症候群への進行が止められるかもしれません。

文献

*1 日域広昭，山下英尚，小鶴俊郎，山脇成人：薬物と神経筋——診断と治療の進歩Ⅲ．薬物副作用による神経・筋障害，4悪性症候群．日本内科学会雑誌，96(8)：61-67，2007．

*2 厚生労働省：重篤副作用疾患別対応マニュアル　悪性症候群．2008年4月．http://www.info.pmda.go.jp/juutoku/file/jfm0804001.pdf（2017年9月現在）

*3 河西千秋，加藤大慈，岸田郁子，古野拓：悪性症候群は予測できるか．精神神経学雑誌，110(8)：639-634，2008．

*4 オーストラリア治療ガイドライン委員会（梅田忠斉，浜六郎ら訳）：向精神薬治療ガイドライン．p.261-264，NPO法人医薬ビジランスセンター，2004．

II 家族と看護師のフォロー

1 家族へどう対応するか

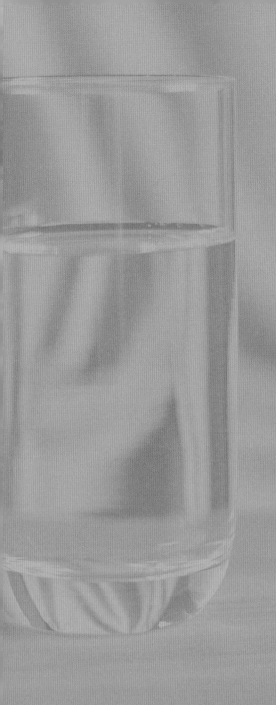

1 家族が持つ心理的負担への理解

負担の中身を見つめてみると

　自傷行為、自殺企図を含め、患者さんの生命が損なわれるかもしれない出来事は、看護師にとっても衝撃的なことですが、家族にとってはそれ以上に衝撃的です。

　私たちが家族とやりとりする機会は、急変した患者さんを自宅から家族が連れてきた場面や、病棟での事故を家族に報告する場面など、いくつかあります。そこで、そうした場合に家族へどう対応するのが望ましいのかを考えてみようと思います。

　渡辺は、精神疾患患者さんの家族が持つ主な心理的負担には、(1) 自責感、(2) 無力感、(3) 孤立感、(4) 疲弊感、(5) 悲嘆があると述べています[*1]。以下にそれを要約しましょう。

(1) 自責感
　多くの家族は、病前の放任的、あるいは過保護・過干渉な養育態度が発病の原因であると感じています。また、病気の重さに気がつかず精神科受診が遅れたことや、本人への不適切な対応によって病気が重くなったのではないかと自分を責め、自責感を抱いています。

(2) 無力感
　発病当初、家族は、患者さんの幻覚や妄想、興奮などの陽性症状に激しく動揺します。一刻も早くこの悪夢を晴らしたいと思い、別人になってしまったかのような状態から以前の姿へ戻してやらなければと焦る気持ちが非常に強くなります。そこで患者さんを説得したり、ときに叱ったり、また心を砕いて患者さんの話に聞き入る努力を払うなど、手探りで現状からの脱出を試みます。しかし、自分たちの接し方を変えてみても意図した変化が訪れない場合は、結局自分には患者さんを助けることはできないのだと無力感にとらわれます。

(3) 孤立感
　今なお精神障害に対し根強い偏見があると感じる家族は、病気が周囲に知られれば患者さんが疎外され、つらい思いをするのではないかとおそれ、周囲の人々に病気を告げることをためらいます。その他にもいくつかの理由が重なり、周囲から孤立する家族が多いのです。自分たちだけでかかえ込むことによっていっそう不安は高まり、心を閉ざす悪循環に陥ります。

(4) 疲弊感
　多くの家族は、患者さんと自分の生のある限り続く終わりのないケアを「死ぬまで気が抜けない」と、重荷を感じています。特に患者さんの病状が悪化した場合には、家族も一緒に興奮したり落ち込んだりして心身共に疲労感を覚えます。患者さんが安定していても、壊れやすい患者さんの心を傷つけないようにと常時緊張し、社会的逸脱行為があれば監督しなければ……とゆっくり休むこともできません。

(5) 悲嘆
　家族の多くは長びく経過のなかで、患者さんの生活能力の低下や「別人になってし

まった」状態を見るにつけ、不憫さを覚え、大切なものを失った悲しみを体験しています。町でベビーカーを押す若い夫婦を見かけたある当事者の母親は、発病後20年経った今でも、「自分の娘は子どもを産み育てることはおろか、恋愛することも仲間と他愛ないおしゃべりをして町を歩くこともできないだろう」と胸が締めつけられるような痛みを覚えたと言います。家族は「慢性的な悲嘆」のなかにいます。

私の一言がずっと家族に残っていた

　私は過去、入院中に悪性症候群を発症した統合失調症の患者さんのご家族と接する機会がありました。

　患者さんに高熱が出ていたその日、ご家族が面会に来ていました。まだ患者さんの意識も保たれていました。高熱と体のだるさ、食事の飲み込みが悪いなどの症状が見られていました。食事摂取量が低下してきたため、補液が開始されていました。ベッドから起き上がるのが困難だったので、ベッド横に椅子を置きしばらく話していました。

　その最中に患者さんが痙攣し始めました。しかも重責発作でした。目の前で我が子がこれまで見たことないような姿になり激しく痙攣している。ナースコールを握ったまま、その場に呆然と立ち尽くしていたお母さんは「この子はもう死ぬ」と覚悟したそうです。

　駆けつけた私の腕をつかみ、震える声でお母さんは「もうダメなんでしょうか」と一言聞くのがやっとという感じでした。さいわい私は過去に似た症例を経験していたこともあり、開口一番「大丈夫です」と返しました。そしてお母さんに、病棟のデイルームで待っていてくださるようお願いしました。

　ただちに筋弛緩剤の点滴が開始されました。私は処置が終わったことをお母さんに伝え、現状について主治医から説明してもらい、その日は帰られました。2週間が過ぎたころ、その患者さんは発作が起きる前よりも精神状態が落ち着き、立って歩くこともできるようになりました。

　お母さんに後日、「あの『大丈夫です』の一言が支えだったんです」と、声をかけていただきました。それ以来、お母さんはどんなに遠くにいても、私を見つけると必ず会釈してくださいました。この経験は、「私たち医療者の一言がご家族に大きく残るものだ」ということを私に教えてくれました。

　緊急時の患者さんのご家族は、先に述べたいくつかの心理的負担に加え、衝撃、不安、恐怖、緊張など、押しつぶされそうな圧力に必死に耐えています。家族に対する望ましい対応を実践するにはまず、「家族にはこのような心理的負担がある」ということを念頭に置く必要があるでしょう。

2　望ましい対応とは

患者さんと同等、あるいはそれ以上に丁寧に向き合う

　自殺の項で「安易な激励」「自らの価値で相手を説得する」「相手に話をさせない」「相

手を批判・否定する」ことが患者さんをさらに孤独にし、追い詰めると述べました（57頁**表1**）。家族への対応でも同じことが言えます。何の気なしに私たちがよく使う一言が、家族を追い詰めることになるかもしれません。

　たとえば、大量服薬による意識低下で搬送された患者さんに付き添う家族に対して、情報を取ろうと「家で何か変わったことはありませんでしたか？」と聞いたとします。情報収集としては一般的な質問です。しかしその一言が、自責感をかかえている家族には「自分が家にいたのに大量服薬に気づけなかった」という思いを抱かせるかもしれません。「批判された」と捉え、さらに自責感や孤立感を強くするかもしれません。そうなると、以後、医療者に心を開くこともなくなってしまいます。

　「家族の医療者不信」という言葉をときおり耳にしますが、私はむしろ、私たちのふとした言葉や態度がそれを招いている可能性も含まれていると思います。上述したような心理的負担を持っている家族に対しては、患者さんと同等、あるいはそれ以上に真摯に丁寧に向き合う必要があります。

　大塚は、自殺未遂患者さんの家族に対しては、以下のように接することが、本人の自殺の危険性を減らすために効果的であるとしています。それは「傾聴」「共感と受容」「ねぎらい」「家族の苦しみに焦点を当てる」「協力・支援体制を一緒に構築する」「精神科治療やソーシャルワークなど社会的介入」です[*2]。

　阿保らは、家族への援助で大切なことは、家族の苦悩を取り除く、軽減するという方向の援助ではなく、「その体験をいかに意味あるものにしていくか」であるとし、それを家族ケアの目標にすることの必要性を述べています[*3]。

それは組織全体に求められる姿勢である

　緊急時、まず優先されるべきは患者さんの容態安定です。しかし、それに没頭するあまり家族を放っておいてよいということにはなりません。

　スタッフ同士で話をしているときに、ときおり「あの患者さんの家族はよく面会に来るから協力的だ」「あの患者さんの家族は連絡ひとつよこさない。病院に丸投げなんだから」と、面会や連絡の頻度で家族への評価を決めているような場面を目にします。これまで述べてきたように、家族は私たちが知り得ない心理的負担をかかえています。私たちでは推し量れない思いを持っているはずです。「来ないからダメ」と決めてかかると対立関係を生み出しかねません。患者さんに起きている変化には目に見えないところまで気づこうと、普段からアンテナを張りめぐらせている私たちなのですから、その範囲を家族まで広げてみてはどうでしょう。

　患者さんの順調な回復、退院には家族の協力が必須です。治療と回復への共同支援者として、協力関係を築くことはあっても対立関係を築いてはいけません。共同的姿勢は、自分だけが心がけるのではなく組織的に作っていく必要があります。家族に向き合うのは精神医療福祉士に任せる、ではなく、「それは**看護**の責務である」ことを念頭に置いて組織的環境を整えていきましょう。これまでと違った家族の姿が見えてくると思います。

文献
*1 渡辺裕子（鈴木和子，渡辺裕子編）：家族看護学——理論と実践 第4版．p.251-253，日本看護協会出版会，2012．
*2 大塚耕太郎（日本臨床救急医学会「自殺企図者のケアに関する検討委員会」編）：救急医療における精神症状評価と初期診療 PEECガイドブック．p.41，へるす出版，2012．
*3 阿保順子，佐久間えりか編：統合失調症急性期看護マニュアル．p.53，すぴか書房，2009．

これが遺族へ連絡し、かかわるときの基本姿勢だ

- ▶ **場所への配慮**……静かでプライバシーが守られ、感情表出ができるよう配慮された場で対応する。
- ▶ **寄り添う**……ただ寄り添う。共にいる姿勢で。
- ▶ **時間を十分に**……相談に十分な時間をとる。
- ▶ **受容と共感**……受容と共感を持って傾聴し、できるだけ穏やかな態度で臨む。
- ▶ **こちらの判断をまじえない**……家族の考えに解釈や判断をしない。「何をすればあなたの役に立つでしょうか？」と問いかける姿勢で。
- ▶ **家族が望むことを支援する**……家族の主体性を大事にする。
- ▶ **ニーズの明確化**……混乱している家族の問題を整理しながらニーズを明確にする。

　自殺が生じたときに、もっとも強烈かつ複雑な心理状態に追い込まれるのが家族です。遺族の中には「自分のせいで家族は自殺したのではないか」といった自責感をかかえて日常生活を送る人も多くいます。自殺は家族にとって大きな動揺をもたらすだけでなく、その後の人生にも影響する深刻な衝撃をもたらします。

　医療スタッフは、どのような場合であれ、上記のような基本姿勢で誠意を持って家族にかかわるのが基本であると小山は述べています[*1]。

　「どうもすみませんでした。お世話になりました」と看護師を気づかう家族もいれば、「病院に入院させたら安心だと思ったのに、なぜ病院で自殺が起きるのか！」と悔しさをぶつける家族もいます。家族にとっての衝撃と反応はさまざまです。

文献
*小山達也（田中美恵子編）：自殺の看護．p.106，すぴか書房，2010．

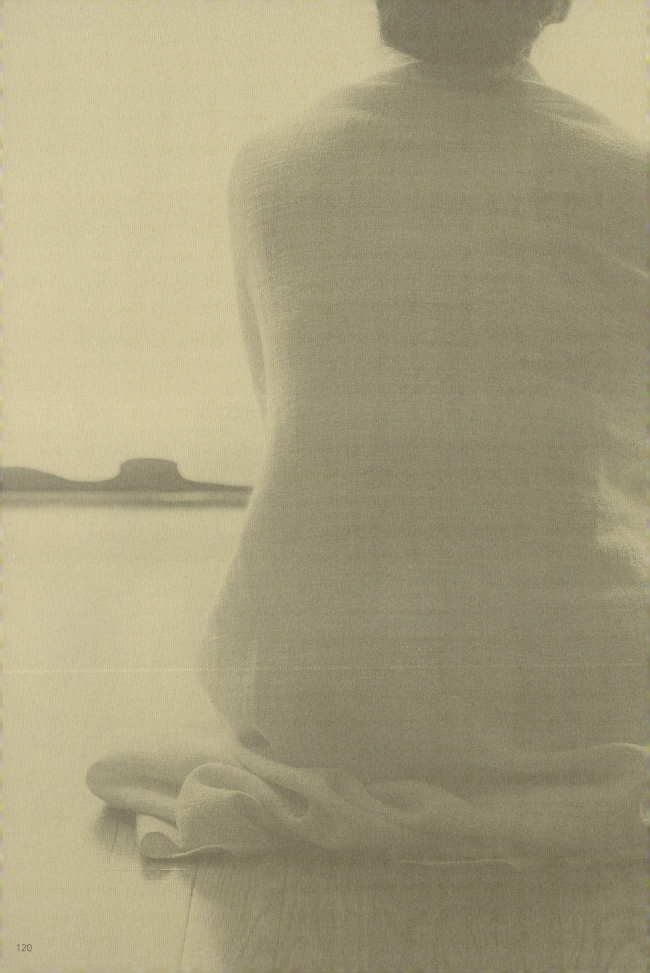

Ⅱ 家族と看護師のフォロー

2 忘れてはならない！命にかかわる事故に遭遇した看護師のフォロー

1　自傷・自殺が看護師に与えるすさまじいストレス

そこに居続けなければならない苦しみ

　「看護師を続けていていいのだろうか」──そんな思いを持ったことが、私自身何度もあります。自身の未熟さを痛感するとき、病棟に自分がいる意味を見い出せないとき、思うように患者さんの回復が見られないとき。さまざまなことが背景となって、その疑問が私の中で浮かんでは消える、が繰り返されます。

　なかでも患者さんの命にかかわる重大な事故に遭遇すると、それは鋭利な刃物となって、私を容赦なく責め立てます。こうなると、心の声は自問自答といったレベルではなく「看護師を続けるべきではない」と、確信めいた思いにまで形を変えます。

　48頁のケース10のような事例に遭遇した方がいらっしゃるとするならば、そのストレスのすさまじさは当事者でなければわからないほどです。心的外傷体験を負い、しかもそれを想起させられる場に居続けなければならない状況は、自身のメンタルヘルスが著しく脅かされる危険をはらんでいます。これは精神科領域に限らず、医療に携わる私たちにとって重要な問題です。

　そこで、そういった看護師自身の心的外傷性ストレス反応に注目してみましょう。

2　看護師は相談しているか？

負い目と後ろめたさ

　福田は、看護師が、対処能力をはるかに超えた衝撃的で強いストレスに曝された場合、強いショックや驚愕、感情の麻痺、自責感、怒り、不安、抑うつ感、孤独感、自尊心や自身の喪失などの情緒的反応、回避、感情の麻痺、合理化、正当化などの防衛的な反応が認められると述べています。また、看護師はそのような圧倒されるような強い感情体験の一方で、「冷静沈着」「強くて優しい」「いつも笑顔」「弱音を吐かない」「完璧であるべき」という職業意識や社会的な役割の期待から、自らの体験を語れない、語りづらいといったことが起こり得る[*1]と述べています。

　もし、「看護師さんが忙しそうだったから背中がかゆかったけど我慢してた」と患者さんが話したら、忙しそうにしていた自分を戒めないでしょうか。戒めないまでも何かしら支援者として後ろめたいものを感じませんか。

　よく私たちは患者さんに、「遠慮しないで何でも言ってくださいね」と声をかけます。相手を孤独にしないための配慮がそこに含まれていると思います。孤独は痛みを強くし、精神的な安定を揺さぶると知っているからです。

　孤独がもたらす影響は私たちにとっても同じです。ところが不思議なもので、看護師自身は、自分がかかえている痛みを周囲に相談しないことが多いのです。

私が孤立から解放されたとき

　私自身も「自らの体験を語れない体験」をしています。私は人一倍"ええかっこしい"

の傾向が強いのでなおさらなのですが、「これぐらいのこと、相談する必要ないだろう。自分でなんとかすればいい」と片付けてしまいました。

そういった片付け作業を一度してしまったことで、忙しさに流され、いつも1人で片付けるようになりました。結果、周囲から孤立していきました。孤立が進むと周囲の自分に対する評価が気になり始めます。ところが怖くてそれを聞くことはできません。そうなると悪い評価に対して敏感になりますし、恐怖するようにもなります。変にギクシャクしますし、びくびくもします。病棟にいることが苦痛になってしまいます。そんなときにさらなるストレスに曝されていたら、ひとたまりもなかったと思います。

私が孤立から解放されたのは、ある看護師が何の遠慮もなしに皆の前で自分の相談事を口に出している場面を見たときでした。「ここなら自分の相談だって聞いてもらえるかもしれない」と実感できたのでした。

かなり追い詰められてからの吐露でした。恥ずかしくて言えないと思っていたことを一言口に出してみたら、自分でも驚くくらい言葉が出てきたことを今でも覚えています。受け入れられたという実感がそうさせたのだと思います。「受容してもらう体験によって、安心感を得ることができる」と私は身をもって体験できました。

そうなると自分を取り巻く環境は何も変わっていないのに、楽になっていく自分を感じました。楽になるだけではなく、そのことを通し、私は周囲と話せるようになっていきました。別に私を孤立させようと他のスタッフが動いていたわけではありません。振り返ってみると私は、自ら孤立していく方法を選んでいたのでした。

3　組織的に「聞き上手」「吐露上手」を目指そう

看護師もケアされる必要がある

阿保らは、「看護者も自分の感情を表出し、ケアされる必要がある、と自覚したほうが安全である」[*2]と述べています。福田は、Davidsonが提唱する心的外傷体験後の早期介入と予防のためのガイドラインとして、以下の7つの対応が効果的である[*3]と紹介しています。
(1) ストレス反応を引き起こすのは正常であることの周知
(2) 患者さん・家族・友人などへの教育
(3) その出来事を何度でも話すこと
(4) 感情的支援
(5) 不合理な罪悪感を取り除くこと
(6) ピアサポートグループやトラウマカウンセリングの紹介
(7) 短期の睡眠薬の処方

冷静でなくてもいい、強くなくてもいい

痛みは私たちを成長させてくれるものです。しかし患者さんの命にかかわる重大な事故などの、自分の対処能力をはるかに超えた強いストレスを受けたときは、ストレ

ス反応を引き起こします。それは正常なことですし、感情的支援を当然受けてもいいのです。支援を受けることは、むしろ必要です。

　冷静でなくていいですし、強くある必要もありません。泣いてもいいわけですし、弱音は吐きましょう。そのほうが健康的ではないでしょうか。周囲の力を借りてもいい、というより借りるべきです。私たち看護師がチームを編成している目的は、機能的な利便性だけではないはずです。支援された経験は誰かを支援するときの確かな血肉になります。チームは支援し合うために編成されているのです。

　普段から「聞き上手」になることを心がけている人が多く、またそういう組織体系を目指している病棟に属していれば、きっと自傷・自殺を含めた心的外傷性ストレスで危機に直面したスタッフが現れたときも、チームで乗り切ることができるのではないでしょうか。

　ぜひ「同僚に対しても聞き上手」になるという意識改革に、職場で取り組みたいものです。患者さんには申し訳ありませんが、業務の時間を割いてでも、同僚の話を聞く時間を持たなければいけないときがあるのです。看護師が機能できなくなることは患者さんの不利益なのですから。同僚に対していつでも聞く姿勢を示すことが大切です。

文献
* 1　福田紀子（宇佐美しおり，野末聖香編）：精神看護スペシャリストに必要な理論と技法．p.332, 日本看護協会出版会，2009．
* 2　阿保順子，佐久間えりか編：統合失調症急性期看護マニュアル．p.54，すぴか書房，2009．
* 3　前掲書＊1．p.332-333．

第一発見者となったスタッフの「心情」と「行動」を理解するために

　事故を目撃した、受け持ちだった、事故直前に言葉を交わした、事故後の対応に当たった、などによって自殺事故を間近に経験した医療者は、複雑な思いをかかえています。

　我が国では、自殺が起きてもまるで何事もなかったかのように振る舞うべきという考え方が根強く、腫れものに触るがごとく対応されることが多くありました。しかしスタッフの多くは下のような心情と行動を経験し、離職の危機にまで陥っている可能性があります。これを放置しておいてよいはずがありません。

　管理者はそうしたスタッフへの適切なケアを提供する必要があります。また、管理者自身も当事者であるとの意識を持って、周囲へ助力を求める姿勢が必要です。

◎**自殺に遭遇した看護師はこんな気持ちでいる。**
⇒【衝撃、否認、悲しみ、後悔、自責、羞恥、怒り、不安、恐怖、混乱】

(1) なぜ患者さんのことを気づいてあげられなかったのか。
(2) 自分のかかわり方が悪かったのではないか。自分のあの一言が追い込んだのではないか。
(3) このような事態を招いた責任の一端は自分にある。ただでさえ疾患や状況に追い込まれていた患者さんを追い込むような自分は、これから看護師を続けられるのだろうか。
(4) もっと真摯に向き合うべきだった。
(5) あの時間、自分は何をしていたのか。
(6) 警察や家族にどんなことを聞かれるだろう。
(7) このあと訴訟があるだろうか。
(8) 看護師を続けられなくなるかもしれない。
(9) どうして自分の勤務帯に限って自殺が起こったのか。
(10) こんな気持ちになるのは自殺した患者さんのせいだ。
(11) 上記(9)や(10)のような気持ちを抱く自分は、看護師としてどころか人として最低だ。
(12) 誰かに気持ちを聞いてほしい。
(13) 誰にも自殺のことを触れてほしくない。
(14) とにかく何でもいいからこの状況から解放してほしい。
(15) つらくてもこの事態に向き合わなければならない。
(16) もう4年目なのにこんな事態を招いてしまった。
(17) 職場のみんなが自殺のことに触れないのは気をつかっているからだ。でもかえって空気が重い。
(18) 詰所にいられない。
(19) 職場でも1人にしてほしい(でも1人でいられない)。
(20) 職場(詰所)に行きたくない。
(21) 自殺させるようなケアしかしてこなかった同僚が悪い。
(22) 治療がうまくできなかった主治医が悪い。
(23) これまで協力してこなかった家族が悪い。
(24) (苦情を漏らす家族に対して)これまで全然顔を出さなかったくせに、死んだときだけ心配していたようなことを言うのはやめてほしい。
(25) 家族に申し訳ないことをした。

◎**自殺に遭遇した看護師はこんな経験をしている。**
⇒**【身体反応、行動】**

(1) 考えないようにしようとすると、他のことも手につかなくなる。
(2) 故人のことをふいに思い出し、涙が止まらなくなる。
(3) 空腹にはなるが、食事をする際に罪悪感が伴う。
(4) イライラしてどうしようもなくなる。
(5) 落ち着かなくなる。
(6) ボーっとすることが増える。
(7) まわりの目(特に詰所内の同僚・上司)が気になる。

(8) 詰所内での電話の音に敏感になる（自分にかかわる電話のような気がする。遺族や警察、看護部長からの呼び出しではないかと感じる）。
(9) 過敏になる。
(10) 自宅にいても自殺を発見した同時刻は特に不安になる（勤務していればなおさら）。
(11) 詰所内で自分の名前を呼ばれただけでドキッとする。
(12) 詰所にあまりいないで、理解度の低い患者さんとばかり話したりしている。
(13) 理解度の高い信用できる患者さんと故人を悼む。
(14) 同じ勤務帯で働いていた同僚（数名）と故人を悼む。
(15) 同じ勤務帯で働いていた同僚（数名）と愚痴を言い合う。

4 デブリーフィングのやり方

デブリーフィングを目的にグループで話し合うときの「コツ」

つらい経験をしたあと、つらさを乗り越えることを目的に、それについてグループで話し合うことを「デブリーフィングdebriefing」といいます。

グループで2～3時間話し合い、互いを理解し合う雰囲気のなかで、トラウマとなるような出来事を体験した人の心に溜まったストレスを処理することを目指します。

話すことで、自身が体験した出来事への認識を修正されたり、ストレスによって引き起こされている自身の反応が正常な反応であると認識することにつながり、回復に寄与するとされています。

デブリーフィング・セッションは大勢の前で自身の感情や考えを表出する場になるため、そういったセッションを開くこと自体に脅威や不安を感じたり、不快感を抱く人もいます。そこで、まずは話が外にも漏れないような場所の選定と工夫が必要です。

《セッティング》

1グループ10名程度を目安とします。実施時間は1時間から2時間が適当でしょう。

理想的にはファシリテーターは精神看護専門看護師が、そして補佐役にグループ全体を見渡せる管理職者が付くことが望ましいです。また、過去に自殺現場に遭遇したスタッフがピアスタッフとして入ることもよいでしょう。

《方法》

1 オープニングトーク

ファシリテーターがまず自己紹介をし、デブリーフィングの目的を説明します。

[オープニングトークの一例]

それではこれから、今日の会を始めたいと思います。私は〇〇といいます。精神看

護専門看護師です。
　〇〇さん（患者さん）の件では、皆さんがショックを受けていることと思います。このつらさを心の傷にして長引かせることがないように、このミーティングを計画させていただきました。
　大きな悲しみに見舞われたとき、仲間で集い、それぞれが自分の心の中を打ち明けることによって、その苦しさを乗り越えることができる場合もあります。今回はこの場で、皆さんと一緒に〇〇さんを追悼して、皆さんが少しでも今回の出来事を落ち着いて受け止めていけるようにお手伝いできればと思っています。

2　ルールの説明
　そのあと、次のデブリーフィングでのルール[*1]を説明します。
① 自分の気持ちに気づき、積極的に表現する（話をしなくても気づくだけでよい）。
② 秘密を守る（秘密が漏れないことを約束し、保障する）。
③ 仲間の話をよく聞く（中座しない）。
④ 他人の意見を尊重し、個人攻撃をしない。

3　事実の確認
　事実の断片を統合していき、できるだけ客観的で統一した事実認識を得ることを試みます。目的は、当事者の自責感や自己脆弱感の増殖を抑えることです。
　事実の確認の順番は、(1)自殺した患者さんの生前の状態、(2)自殺現場の発見時、(3)事後の対応、(4)葬儀での経過、と進み、事実を淡々と明らかにしていきます。
　参加者には自由に発言してもらい、ファシリテーターが最終的にまとめるとよいでしょう。

4　感情の表現
　自分自身にわき起こるさまざまな感情を認めることの重要性を説明してください。話せそうな人から話してもらいます。メンバー同士の自由な意見の交換が望ましいです。

5　身体症状などの表現
　身体症状とは次のようなものです。
　自己安全感の喪失、再体験症状、睡眠障害、抑うつ状態の感情の否認または感情麻痺、解離症状、怒りと罪責感、自己コントロールの低下、自尊感情の低下、不安、パニック、分離不安、フラストレーション、焦燥など。
　このような状態は外傷後ストレス反応に関連します。こうしたことが自分たちにないかどうかを点検する意味でも、身体症状を表現する時間を作りましょう。また、そのような反応が現れていることはなんら異常ではなく、正常な反応であることを説明してください。

6 自分たちでできることの提案

セッションの終盤は全体が重い空気になることもあります。そのまま終了せず、起こった出来事に対して、何か自分たちができることはないかを話し合うのもよいでしょう。メンタルヘルスについての情報提供を実施します。

セッションが終了したのちも、個人的にフォローを受けたいスタッフにはいつでもフォローすることを保障します。また、フォローアップとして自殺発生から3か月後に第2回目のデブリーフィング・セッションを開催し、効果があったことも報告されています[*2]。

どのように小さくても「今できること」から始めてみるとよいでしょう。チームが機能不全状態にないかどうかという視点を持つようにします。このセッションによって、チームの団結がより強固になる場合もあります[*3]。

文献
- [*1] 寺岡征太郎（田中美恵子編）：自殺の看護．p.134-136, すぴか書房, 2010．
- [*2] 森光玲雄，御子柴敬子：医療機関における緊急支援の一例——患者さんの自死に遭遇した病棟スタッフに対する心理的支援．産業衛生学雑誌, 55（3）：107-110, 2013．
- [*3] 下園壮太（高橋祥友，福間詳編）：自殺のポストベンション——遺された人々への心のケア．p.81-96, 医学書院, 2004．

自殺に遭遇した看護師は他者の言葉に敏感になっている

以下は、自殺に遭遇した看護師によるコメントです。人から言われたこと、してもらったこと、あるいはグループでのデブリーフィングを経て、他者の言葉でどのように感情が影響されたかを示しています。

● **言われてつらかったこと**
(1)「どうして気づかなかったの。もっと早く気づけていれば防げたのに。ほらあのとき変だったじゃない」
(2)「あの日の日勤あんただったじゃない。なんで兆候に気づかなかったの？」（その日の夜勤帯に患者さんが自殺した。自分が最後に会っていた）
(3)「病院の管理体制ってどうなっていたんですか？」（家族から）

● **言われてありがたかったこと**
(1)「生前はあなたがいちばんかかわっていたもんね。あのときは患者さんもうれしかったんじゃないかな」
(2)「そういった変化があったとしても、患者さんの自殺まで予測することは、よほどキャリアを積んでいたとしても難しい」

(3)「どんな点から考えても(患者さんは自殺を)決意していたと考えられる。止めようがなかった」
(4)「みんなつらいけれど、特につらいのはやはりあなただね」
(5)「自殺で亡くなることと、がんで亡くなること。違うように見えるけど、結果的に似ているところもあるよね」(どちらも死を避けることができなかったという意味)

● してもらってありがたかったこと
(1) ミーティングの中で「誰の責任でもない」という言葉があった。
(2) ミーティングの中で「その日の人だけの責任ではない。今後どうしていくことが適切かを考えましょう」という言葉があった。
(3) 嫌悪感を向けてくる家族に対して、責任者がわかる範囲ですべて対応してくれた。自分は受け持ちでショックから立ち直れていなかったので、家族と向き合う時間が必要最小限になるよう配慮してくれた。

● グリーフケアを経て印象に残ったこと、その後の変化など
(1) みんな同じ気持ちでいたことが確認できてうれしい(ホッとした)。
(2) 苦しさが軽くなった。
(3) 明日も現場に出ようと思えた。
(4) 自分の感情を表出することができ、皆がそれに耳を傾けてくれたのがうれしかった。
(5) 同じ場に所属できているような安心感が残った。
(6) 「また同じようなことが起こったらどうしよう」という不安が軽くなった。
(7) 残念な結果であったが、故人とかかわりを持てたことをよかったと思えるようになった。
(8) 次はどうやって同じ事態を避けることができるだろうと考えられるようになった。
(9) うっ積した気持ちを誰かに話したいという自分の中の衝動が少なくなった。
(10) 1人になりたい、放っておいてほしいという気持ちがほとんど解消した。
(11) 避けたいと思っていた家族と向き合える気がしてきた。
(12) できれば、もう少しあとに職場の上司や同僚と、感情的にではなく、状況を冷静に話し合える場が持てるとさらによかった。

First サマリー

重要情報は「Secondサマリー」として、一両日中にFAXさせて…

ふりがな					
氏名					
病名		性別	男・女	生年月日	
身長		既往歴			
	体重				
緊急手術に関連する薬の情報 （インシュリン、ワルファリン、喘息吸入など）			ア		
連絡先 （Oがキー パーソン）	1	氏名			
	2		続柄		
家族構成					

ふりがな	
氏名	
食事	自立・部分介助・全介助
排泄	自立・部分介助・全介助
更衣	自立・部分介助・全介助
入浴	自立・部分介助・全介助
洗面整容	自立・部分介助・全介助
歩行	自立・部分介助・全介助
服薬管理	自立・部分介助・全介助
睡眠	自立・部分介助・全介助
金銭管理	自立・部分介助・全介助

III 搬送時サマリーの書き方

1 サマリーは2段階で書く!

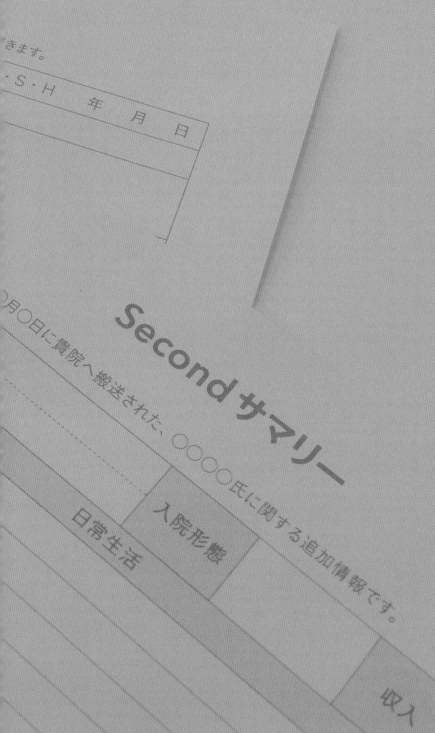

1　救命救急側にとって必要な情報でなければ意味がない

送り出し側と受け取り側の食い違い

　病棟で不慮の事故が起こり、自分の所属する精神科病院では対応できないとなったとき、搬送先の救急病院へ患者さんと共に送り出さなければならないのが看護サマリーです。
　「とにかく情報を書けるだけ書いて、少しでも患者さんのことをわかってもらわなければ！」
　そんな思いから、できるだけたくさん書くという人も多いと思います。しかし、一刻を争う救命救急の場面で、先方のスタッフはそのようなサマリーを求めてはいません。求めているのは簡潔なサマリーです。
　なぜこのようなすれ違いが起き、ここまで修正されずにきたのでしょうか。理由の1つに、情報交換が少なかったことがあげられると思います。私たち看護師は、部署が違うとなかなか情報を交換する機会を持てません。病院が違えばなおさらです。

お互い切迫した状況なのだから

　もう1つ、搬送後の対応を先方にお願いする立場なので、送り出す精神科側には負い目もあったように思います。それが、「せめてサマリーには思いつく限りの情報を記載しよう」という行為につながりやすかったのではないでしょうか。
　事実、私もそう考えていた1人でした。サマリーを記載する際は、その患者さんが入院するきっかけとなったエピソードから、入院中の経過、本人の性格や、行動の意味など、あらゆる角度から考えられる情報を盛り込み、余白なく埋めようと必死でした。
　しかしここで、もう一度考える必要があります。
　緊急の度合いが高ければ高いほど、搬送は迅速でなければなりません。そのような状況下でA4用紙1枚、ときには2枚に隙間なく情報を書いている時間があるでしょうか。そして、緊急処置が必要な先方の病棟でそれだけの分量を読んでいる暇があるでしょうか。
　もちろん、そのような余裕は双方にありません。ですから優先度の高い情報を簡潔に書かなければならないのです。

2　Firstサマリーには「手術に関連する身体情報」を

緊急搬送時に必要な情報だけを書いてほしい

　救命救急病棟のスタッフにとっては、どのようなサマリーが添付されていれば、精神科病棟からの搬送に対応しやすいのでしょうか。
　私は幸運にも、救命救急に携わる看護師の方々と情報交換する機会を持つことができ、緊急時に優先して必要な最低限の情報は何なのかを教えてもらうことができました。ここでこれまでまったく想定していなかった指摘をもらうことができ、明らかに

先方の希望とこちらの思いがズレていることに気づくことができました。

たとえば、その救命救急看護師からは、

「今回の転院の目的が最重要。一目でわかるように欄を独立させてほしい」

と言われました。そして、

「現病歴には、10年前の入院時のエピソードは（読んでいておもしろいのだけれど）いらない。今回の転院の原因となった状況のみを、時系列に、箇条書きにしてもらったほうがいい」と。

私は「10年前のエピソードはいらない」とはっきり聞くことができて、すっきりしました。

次のようにも言われました。

「手術に際して嘔吐の予測を立てるため、最終飲食として、何をいつ食べたのかの欄を作ってほしい」

言われてみれば納得なのですが、自分では思いつけない項目でした。また、

「ルートやドレーンがつながっているのにそれについて情報がないと、私たち（搬送先）はそのまま継続して使っていいのかわからず、判断に迷う」と。

これも、なるほどと思いました。さらに強調されたのは、

「命にかかわる緊急手術の際に親族に連絡をとる必要があるので、キーパーソン情報を信頼できる内容にしておいてほしい」でした。

時差をつけて送る

ごもっともです。目からウロコの思いで先方の要望を聞いているうちに、徐々に「緊急搬送時に必要な情報」と、「容体が安定してから必要になる情報」の2種類に分けられることが見えてきました。それを解決するために生まれたアイディアが、サマリーを「First（ファースト）サマリー」と「Second（セカンド）サマリー」の2回に分け、"時差をつけて送る"というものです。

まずFirstサマリーの書き方を**資料1**（136頁）に示します。「救命」の観点から必要な身体情報を主にしたものです。この内容であれば、15分以内に記入できるでしょう。

3 Secondサマリーには「継続看護のための情報」を

容態が安定してから知りたい情報はこれ

精神疾患を持つ患者さんを搬送先の病院で引き継いでもらうにあたり、当然ながらFirstサマリーだけでは伝え切れない情報が残ります。救命処置が一段落し、患者さんの容態も安定したとします。すると精神症状にも対応してもらわなければなりません。

そこで精神疾患を持つ患者さんの特色を伝えつつ、自分たちが実施してきた看護について記載したものが必要になります。患者さんとFirstサマリーを送り出して少し落ち着いたころ、今度は継続看護のための追加情報としてSecondサマリーを作成し、

先方にFAXで送付します。

　継続看護のためにどんな情報が必要なのかを救命救急看護師と話したところ、やはり意外な指摘をもらいました。

　たとえば「入院形態」の欄です。これは一見救命救急病棟にとって必要のない情報にも感じますが、他病院に搬送された段階で精神科病棟は退院しているので、仮に搬送する患者さんが医療保護入院であっても解除されてしまいます。そのため入院形態が何であったのかという情報は、先方では患者さんの病状を把握するうえで、あるいはどれほどの管理体制で臨むかを決めるうえでも知りたいとのことでした。

　また「収入」は、最終的には料金を誰がどのように支払うのかという点で、情報があったほうがありがたいとのことでした。

　さらに「服薬管理」と「金銭管理」は本人なのか、それとも看護師の管理なのかについてです。この情報がないと先方でトラブルになる原因になりますので、明確に記載しておいてほしいと要望されました。

　「内服の状況（拒薬時の対応方法）」も先方の病院が心配し、気をもむ点です。普段はどんな言葉をかけると飲んでくれるのか（たとえば作用の説明があれば飲むなど）、本人が拒むときはどういう対応をすればよいのか（無理にでも飲んでもらったほうがよいのか、それとも飲まなくてよいのか）、などの情報はとても必要とのことでした。

　また「自傷他害・離院の危険性・今回の転院についての認識」の欄があると、先方の病院が心配せず対応できるようでした。

　さらに「普段の本人の性格」を記載しておくことで、"今"の状態が普段どおりなのか、それとも特別な状態にあるのかの目安にできるとのことでした。

　「対応の留意点」として、不穏時にはこうするとうまく対応できる、あるいはこうすると穏やかでいられるというコツがあれば、記載しておいてもらいたいとのことでした。当然ながら、同じ患者さんの言動でも、精神科に慣れている私たちと、身体を看る病院の看護師では、その受け止め方が違うからです。たとえば患者さんが歌ったり、服を脱いで歩いていても、患者さんをよく知っている私たちなら「あ、患者さん、調子いいんだな」と思うだけですが、身体を看る病院ではびっくりされてしまい、「こんな迷惑行為をする患者さんはもう受けたくない」と言われて搬送の連携関係が悪くなることにもなりかねません。Secondサマリーに「そんなときはこのように対応してください」という情報が一言書いてあれば、先方の病院でも問題にならずにすむのです。

　普段自分たちが大事にしている内容をこのSecondサマリーに反映します。Secondサマリーの書き方は**資料2**（138頁）に示します。

2段階にするメリット

　FirstとSecondにサマリーを2段階に分けることのメリットは、1つずつを送るまでの時間が短縮でき、見やすく、整理された情報を送ることができる点です。

　受け取る側も、段階に応じて要約された情報が入手できるので、読む時間と労力を削減することができます。

次ページにサマリーの様式と各欄の書き方を示したのち、実例として、第Ⅰ部のケースの中から11ケースについて、サマリーの書き方のポイントとなる部分を示します。

コラム⑬「家族構成」を相関図で描く方法

　Firstサマリーにおいて、家族構成を描く欄がありますが、書き方にいまひとつ自信がないという人が多いと思います。ここに一般的な記載方法を紹介します。
・「男性」は□、「女性」は○で表します。
・「本人」はそれらを二重線にして、⊡◎のように表します。
・「キーパーソン」は、□や○の中に☆を入れて✡㊂のように表します。
・「死亡」は、□や○を黒く塗りつぶして■や●のように表します。
・「同居家族」は線で囲みます。
　では下の相関図を読み取ってみましょう。

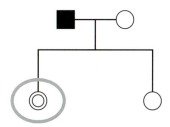

本人は女性。キーパーソンはいない。妹がいて、父が亡くなっている。同居家族はおらず独り暮らし。

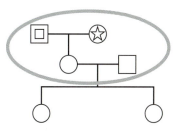

本人は男性。妻がキーパーソン。娘がいる。妻、娘、娘婿と同居中。

資料1　ファースト(First)サマリー｜フォーマット解説

1 FIRST SUMMARY

看護情報は「Secondサマリー」として、一両日中にFAXさせていただきます。

ふりがな	○○ ○○		性別	男・女	生年月日	T・S・H ○年 ○月 ○日
氏名	○○ ○○				年齢	○○歳
病名	統合失調症		既往歴	なし	感染症	なし
身長	171.0cm	体重	63kg (○月○日)	アレルギー	食品 ○○ 薬品 なし	
緊急手術に関連する薬の情報 (インスリン、ワルファリン、喘息吸入など)	なし					

連絡先 (○がキー パーソン)		氏名	続柄	携帯電話	電話番号
	①	○○ ○○	母	000-0000-0000	000-000-0000
	2	○○ ○○	弟	000-0000-0000	なし

家族構成

キーパーソンについて
・母親は協力的であり連絡もとりやすい。
・弟は仕事があり日中は電話に出ることができない。
・父親は時折面会に来るが、本人に対して批判的である。本人も父親に対しては反抗的であり、意思決定や何か重要なことを決める際は

[注釈]

薬品と食品のアレルギーの情報は薬物投与の際の必要情報である。

緊急手術のために親族へ確認が必要な場合があり、搬送先ではキーパーソン情報が大変重要となる。救急病棟から実際に電話をしてみたり、電話が切られてしまったり、電話がつながらないケースがあって「本物のキーパーソン」を記す必要がある。そのため「本物のキーパーソン」を記す必要がある。日ごろキーパーソンと患者さんがどのような関係にあるのかも記す。キーパーソンは親類であると関係のとれている公的役所などがあれば、それを記載する。キーパーソンとなる連絡先がない場合は、はっきりとないと記すようにする。

身長・体重は薬剤投与に関連する。最新のものを記載する。測定日も記載する。

糖尿病や高血圧などを併発している患者さんであれば、インスリンの量やワルファリンの服用の有無などの情報が必須。

注釈

- 相関図を描く。キーパーソンについての補足情報は文字で付け足す。
- キーパーソンは母親。概ね携帯電話で連絡がつく。
- 今回の転院の目的がひとつでわかるよう、ここに「転院目的」を書く。
- "今回の転院の原因"となった状況に絞って記載する。外傷を負った理由が精神症状に伴うもの(幻聴に命令されたなど)である場合、その場面を簡潔に記載する。ストーリー仕立ての文章で書くよりも、時系列で箇条書きで記載するほうが見やすく、読みやすい。
- バイタルの数値と、測定した時刻も記載する。
- 嘔吐の予測を立てるため、何日の何時頃、何を食べたかがわかれば記す。
- ルート、ドレーンがつながっている場合は、それに関する情報を記載する。情報がないと、搬送先ではこのまま継続していいのか判断に迷う。
- 不明なことがあった時に確認できる連絡先が記載されていることが重要。

様式

転院目的	1. 左頸部切傷。自殺企図により生じた左頸部切創の治療、および全身精査目的で貴院へ転院。		
現病歴（今回の転院の原因となった状況）			
・〇月〇日22:30に廊下を歩行中に転んだと詰所に訴えてきた際、左側頭部に2cmの裂傷あり。 ・出血部位を剃毛し、ステリーテープで固定し、経過を観察した。 ・23時の巡回時、剃毛処置の際ハサミを無断で使用したい左頸部を自ら切っているところを発見。 ・顔面蒼白なし。呼吸音に雑音なし。手指冷感なし。 ・「周囲に迷惑をかけるから死のうと思った」と話している。			
最終バイタルと時間	BT：35.7℃、BP：98/45mmhg、P：110回/分 SpO₂：98% （〇時〇分）	最終飲食内容と時間	・〇月〇日19時ごろ。 ・当院の夕食を全量摂取。
ルート、ドレーン類（種類・固定位置など）	・左前腕部 22G ソルデム3A 500mL Div〇月〇日より		
記載者	〇〇 〇〇	師長	〇〇 〇〇
		記載日	〇月〇日

〇〇病院2A病棟　連絡先 048-857-〇〇〇〇
※ご不明な点などありましたらいつでもご連絡ください

資料2 | セカンド（Second）サマリー｜フォーマット解説

2 SECOND SUMMARY

○月○日に貴院へ搬送された、○○○○氏に関する追加情報です。

ふりがな	○○ ○○	入院形態	医療保護入院	収入	父親の扶養
氏名	○○ ○○				

日常生活

食事	自立・部分介助・全介助	配膳下膳も自分で実施。
排泄	自立・部分介助・全介助	便秘なし。排便は1回／日。
更衣	自立・部分介助・全介助	着替えも洗濯も自立。
入浴	自立・部分介助・全介助	当院の入浴日（月・木・土）に合わせて入浴。
洗面整容	自立・部分介助・全介助	毎朝自分で洗面。
歩行	自立・部分介助・全介助	○月○日、眠剤服用後に転倒したが、これは初めて。
服薬管理	自立・部分介助・全介助	看護師が毎食後に渡し、素直に内服する。
睡眠		・22時から6時でおおむね良好である。・ここ数日は夜中2時ごろに目が覚めていた。・眠剤の使用は本人の判断に任せている。眠れない日が続き日中寝ることがあった。
金銭管理		・自己管理であるが、お金がなくなる月末はソワソワする場合がある。

入院中の経過

・入院当初「IT会社を設立して独立しようと思うと話し、パソコンの備品を購入した。無職の本人に代わり両親がそのつど代金を払っている。現在もときおり備品購入の電話をする様子が見られる。
・「いつも両親が邪魔をする」「自分は両親の本当の子じゃない」「すぐに本当の両親が迎えに来る」と話す。

ADL（日常生活動作）とIADL（手段的日常生活動作）を記す。

自分のお金の場所を気にする患者さんが多いので、これまで金銭管理は自分がしていたのか、それとも病棟で預かっていたのか、を記載する。お金が少なくなると不穏になるなど、精神状態との関連がある場合はそれも記載する。

患者さんの症状に関連する入院中の経過を記載する。ストーリー仕立ての文章ではなく、箇条書きが好ましい。

内服の状況（拒薬時の対応方法を含む）	自傷他害・離院の危険性・今回の転院についての認識
・拒薬なし。 ・処方変更の際などは薬の作用について説明を聞くと納得し、内服する。 ・興奮時はリスペリドン2mLを頓服薬として渡す。 ・リスペリドンは1日2回まで。4時間空ける。 ・追加服薬剤はゾルピデム（5）1錠があるが、「起きていても大丈夫」と内服しない。	・自傷は今回が初めてである。 ・これまでの入院で離院したことはない。 ・今回の転院に関しては「傷を治すため」と説明し、本人は納得している。

※父親との関係は不良であるが、ときおり母親が面会に来ていた。
入院して3か月ほどで両親との関係が修復し落ち着いていたが、父親との関係が修復できず退院できずにいた。

【自傷他害の危険性、離院の可能性があれば記載する。救急病棟には隔離の用意や出入口の常時施錠はないため、重要な情報となる。】

【本人がどの程度今回の転院について認識しているかも記載する。】

普段の本人の性格
・普段はおとなしく、攻撃的な面は見られない。 ・当院入院中に自傷他害は見られておらず、暴力のエピソードも、父親入院以外は情報がない。

対応の留意点 （不穏時などの対応例、継続してほしいこと）	身体ケアの留意点 （ストマ、褥瘡、装具含む）
・浪費癖があり注意されると機嫌が悪くなる。 ・本人がついてと感じることには、怒鳴ることもあった。 ・「お金、大丈夫ですか」など、ひと声かける程度で、自制できることが多い。 ・「少し落ち着かないようですが、どうですか」など、気分・体調を気にかけた声かけをすると、今の心境などを話し、その後は比較的安定しやすい。 ・自分の気持ちを抑えていることがある。感情を抑えていると衝動的に買い物がしやすくなる。 ・Nsはその都度受容的に話を聞いてきて、体調気分についての声かけは継続してほしい。 ・趣味のパソコンの話をすると機嫌が悪くても、持ち直すことが多いパソコンの推諸などがあると落ち着く。	なし

【内服の状況とは別の、対応での留意点を記載する。
怒りの表出や行動が起きた時、どのような声かけや対応が有効であるかという具体的な看護情報が大変求められている。】

【救命処置とは別の、身体ケア情報を記載する。その他のストマ、褥瘡、皮膚疾患などへの軟膏塗布の回数、頻度、洗浄の有無、処置、など。】

【普段の患者さんの興味関心事や、強みがあれば記載する。また患者さんに介入する際のコツを記しておくと、搬送先が困惑するような事態が防げる。】

記載者	○○ ○○	師長	○○ ○○	記載日	○月○日

○○病院 2A病棟　連絡先 048-857-○○○○
※ご不明な点などありましたらいつでもご連絡ください

【内服薬は頓服薬も合めて医師の情報提供書に記載されているため、ここで繰り返す必要はない。この欄に、内服に対する患者さんの態度であるか、拒薬があった場合にしてきた対応があれば記載する。また、この患者さん独自の服薬に関する情報（対応困難な点や、服用間隔などについての留意点など）があれば細かく記載するほうがよい。】

第Ⅰ部で紹介した26ケースから11ケースを選び、そのケースにとってポイントとなる欄だけを抜粋して、サマリーの書き方を紹介していきます。
　サマリーの書き方に正解があるわけではありませんが、限られた分量のなかで伝えるべきことを伝えるためには、「書き方のイメージ」があったほうが助けになるでしょう。11ケースのサマリーは、その意図のもとに作成しました。そしてサマリーの下には「なぜこのように書くのか（理由）」を解説しました。
　1つの例として参照してください。

III 搬送時サマリーの書き方

② 搬送時サマリー実例

サマリーはこう書く

体感幻覚による腕への自傷（大量出血） ［16頁 ケース01］

［概要］
　20代後半の男性患者さん（統合失調症）。22時ごろ「体中の血管を虫が這っている。腕がうずいて仕方ない」と言い、プラスチック製の櫛の柄で左前腕を切っているところを発見される。正中から手首にかけてミミズが這うように裂傷が走っていた。表情はボーっとしているが口調ははっきりしていた。後で確認すると、裂傷は右腕に1本、左腕に2本あった。縫合に20針を要した。

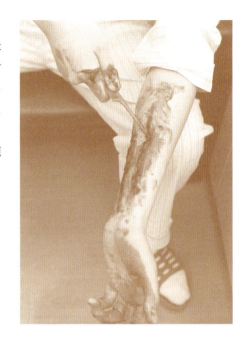

Firstサマリー
この事例における重大欄だけを抜粋

転院目的	1．両前腕部切傷　右1か所、左2か所 自傷行為により生じた両前腕部切創の治療、および精査目的で貴院へ転院。		
	現病歴（今回の転院の原因となった状況）		
・○月○日22：00ごろ「体中の血管を虫が這っている。腕がうずいて仕方ない」と言い、プラスチック製の櫛の柄で両腕を切っているところを発見した。裂傷が正中から手首にかけてあり。 ・右前腕に裂傷15cm、左前腕15cm×2箇所確認。 ・表情はボーっとしているが口調ははっきりしていた。 ・自傷以降は不穏行動などは見られない。			
最終バイタルと時間	BT：36.7℃、BP：104/66mmhg、P：102回/分 SpO₂：98％　　　　　　　　　　（○時○分）	最終飲食内容と時間	・○月○日19時ごろ。 ・当院の夕食を全量摂取。
ルート、ドレーン類（種類・固定位置など）	なし		

| 搬送時サマリーの書き方 |

Secondサマリー
この事例における重大欄だけを抜粋

睡眠	・毎日眠れないとの訴えあり。 ・2時から5時の間で寝る状況を確認するが、本人は熟眠感がないとのこと。
金銭管理	・本人管理であるが、足りなくなるとすぐに親に持ってくるよう電話している。 ・おやつ類、タバコなどを主に購入している様子。

入院中の経過
・父親、母親と3人暮らし。中学卒業し塗装業で生計を立てるが、20歳ごろより自室で独語・空笑が見られるようになる。 ・21歳のとき、大声を出しながら自宅の窓ガラスを割り通報され、その後医療保護入院となる。 ・入院後1か月間、興奮し大声出すことが多かった。もともと短気であったとのこと。 ・独語・空笑は3週間程度で落ち着いていたが、看護師や親に対して怒鳴ることがあった。 ① ・看護師に威嚇的な態度を取ることもあったが、関係のとれた看護師の話はよく聞く様子が見られる。

内服の状況（拒薬時の対応方法を含む）	自傷他害・離院の危険性・今回の転院についての認識
・拒薬なし。 ・頓服薬（リスペリドン2mL/1日3回まで）をほぼ毎日、3回以上希望する。 ① ・追加眠剤はゾルピデム（5）1錠である。「1晩1錠まで」、と説明しても「眠れないからほしい」と納得しない。 ・頓服薬がもらえないと威圧的になることがある。	・以前から血管内を虫が這うとコメントがあったが、自傷は今回が初めて。 ・「傷の縫合のため転院」という理解は本人にある。
	普段の本人の性格
	・普段から短気であり、親に対しても威圧するような言動があった。 ・男性スタッフに対しては、威圧的な態度を取ることはほとんどない。 ②

対応の留意点 （不穏時などの対応例、継続してほしいこと）	身体ケアの留意点 （ストマ、褥瘡、装具含む）
・短気で、待たされることを嫌う。待たされると表情が変わり、口調が乱暴になる。 ・理解力はあるが、自分の思いどおりにならないと口調が荒くなることがある。 ② ・「体がだるい」という訴えに対しマッサージをしたことから、同世代の男性看護師と打ち解けた経緯がある。 ③ ・周囲へ迷惑をかけないよう、病棟のルールを守るよう伝えている。守れなかった場合（看護師に乱暴な言葉をぶつけるなど）は、退院もあり得ると伝えている。 ・威圧的な態度を取った際は、ルールの確認（違反時は退院）をすると静かになる。	なし

このように書く理由

① 搬送先の困惑を避けるために、患者さんの性格を含めた対応困難な点についても明記する必要があります。
② 短気、威圧的など、対応が難しい患者さんに対して、具体的な介入方法が記載されていると搬送先で参考になります。
③ 精神科においても、通常の（日本看護協会が提唱するような）「医療現場での暴力対策」が適用されます。そしてそのことを本人に伝えてあることも記します。

サマリーはこう書く

カミソリで手首を自傷（止血が必要な場合）　[18頁 ケース02]

［概要］
　50代前半の女性患者さん（パーソナリティ障害）。過去にラクナ梗塞を発症していたため、ワルファリンを日常的に服用していた。
　22時ごろ、同室者からのナースコールで看護師が向かうと、落ち着いた顔をした患者さんがカミソリで左手首を切っていた。同じような箇所に新しく2～3本の切り傷があった。傷はそれほど深くない様子であったが、しばらく圧迫したが、なかなか止血に至らなかった。

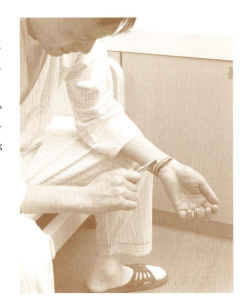

Firstサマリー
この事例における重大欄だけを抜粋

緊急手術に関連する薬の情報 （インシュリン、ワルファリン、喘息吸入など）	ワルファリン1mg×3/朝・昼・夕服用中 ……①		
転院目的	1. 左手首への自傷行為（切創）、ワルファリン服用中による止血困難状態 自傷行為により生じた創部の治療、および精査目的で貴院へ転院。		
現病歴（今回の転院の原因となった状況）			
・○月○日22:00ごろ、自室にてカミソリで左手首を切っているところを発見。 ・約4cmの切創、3か所確認する。 ・日常的にワルファリンを服用しており止血困難。			
最終バイタルと時間	BT：35.5℃、BP：94/52mmhg、P：112回/分 SpO₂：98%　　　　　　　　（○時○分）	最終飲食内容と時間	・○月○日19時ごろ。 ・当院夕食、副菜数口程度摂取。
ルート、ドレーン類 （種類・固定位置など）	なし		

このように書く理由　① ワルファリンの服用は緊急手術に関連するので、内服量を明記します。

| 搬送時サマリーの書き方 |

Secondサマリー
この事例における重大欄だけを抜粋

睡眠	・入眠時間は1時〜4時。 ・毎日不眠時薬を希望する。
金銭管理	・自己管理。大きなトラブルはない。

入院中の経過	
・抑うつ傾向あり。受診日に「死にたくなった」と訴え入院となる。 ・入院してからカーテンを閉め切り、自床から離れることはなかった。 ・検温時、看護師の声かけに対して返事はするが、自分から話してくることはほとんどない。	

内服の状況(拒薬時の対応方法を含む)	自傷他害・離院の危険性・今回の転院についての認識
・拒薬なし。 ・頓服薬(リスペリドン2mL/1日2回まで)があるが、これまで希望したことはない。 ・不眠時 1:ゾルピデム(5)を1錠。 　　　　 2:レボトミン(50)を1錠。 ・眠剤は、ほぼ毎日上記の1、2を服用する。 ・最低1時間は空けるように伝えている。 ②	・これまでも複数回リストカットをしたことがある。 ・ワルファリンを飲み始めてからの自傷行為は初めてである。 ・入院時、かばんの底にカミソリを隠していたと話す。 ① ・口調ははっきりしているが、ボーっとしている時もあり、理解力にムラがあると思われる。
	普段の本人の性格
	・普段はおとなしい性格。攻撃性はない。 ・抑うつと高揚を繰り返すことがある。 ・以前の入院で高揚している際は、本人のしたいことを制止すると攻撃的になっていた。 ・高揚している際は、「10分間なら話を聞ける」など、あらかじめ時間を決めておくと看護師への攻撃性は少ない。 ・高揚時は無理な要求をしてくる場合もある(例:「夜間に外出させてほしい」など)。あいまいな返事ではなく「できない」とはっきり伝えると納得する。 ③

対応の留意点 (不穏時などの対応例、継続してほしいこと)	身体ケアの留意点 (ストマ、褥瘡、装具含む)
・普段自分からはまったく話そうとしないため、検温以外でも時間を決め本人と話す時間を持っていた。 ・声かけに対しては答えてくれるので可能な範囲で話しかけていただきたい。 ・入院中に「ノンアルコールビールはアルコールじゃないからいいですよね」と買ってくることがあった。ときおり、自己判断し行動することがあるので注意が必要。 ④ ・自傷が発見された場合は、指導的な助言ではなく、自傷に至った経緯やつらさなどを丁寧に聞くと、再自傷は避けられると思われる。	なし

このように書く理由

① 自傷の既往がある患者さんは、繰り返すことが多いです。予防する意味で、どのように自傷の道具を手に入れたかを記載しておくほうがよいでしょう。

② 眠剤希望が顕著な患者さんに関しては、服用時間についてなど、細かく記載してあげるほうが親切です。

③ 搬送先で困惑するような事態を防ぐため、具体的な介入方法を記載しておくようにします。

④ 誤った対応はさらなる自傷・自殺企図につながるので、こういった具体的な対応方法は明記する必要があります。

サマリーはこう書く

幻聴による命令で箸を鼻に詰めた [22頁 ケース04]

［概要］
　20代前半の男性患者さん（統合失調症）。本人が朝食のお膳を下げに来た際、鼻に何か詰められている様子があり、看護師が「鼻血でも出たのか？」と問うと「鼻に箸を入れろと言われたので入れた」と静かに答えた。よく見てみると右の鼻の穴から箸の柄の端が見えていた。箸は机に打ち付けて鼻の奥まで入れたとのこと。その後レントゲンで確認すると箸は折られたものではなく1本のままであり、先端は眼底まで到達していた。

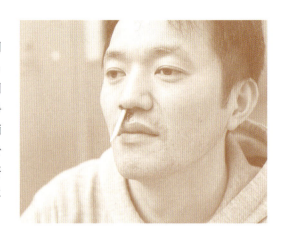

Firstサマリー
この事例における重大欄だけを抜粋

転院目的	1．右鼻腔に割り箸を差し込む。 自傷行為により生じた外傷治療、および精査目的で貴院へ転院。		
現病歴（今回の転院の原因となった状況）			
・○月○日8:00ごろ、下膳時、右鼻に割り箸を詰めて自室から出てきたところを発見する。 ・本人は「鼻に（箸を）入れろと言われた」と話す。 ・表情はボーっとしている。 ・レントゲンの結果、割り箸の先端が眼底まで到達していた。 ・不穏行動はないが、意識状態やや不明瞭。 ・痛みの訴えなし。			
最終バイタルと時間	BT：37.0℃、BP：122/76mmhg、P：110回/分 SpO₂：98%　　　　　　　　　　　（○時○分）	最終飲食内容と時間	・○月○日8時ごろ。 ・当院の朝食を全量摂取。
ルート、ドレーン類（種類・固定位置など）	なし		

| 搬送時サマリーの書き方 |

2 Secondサマリー
この事例における重大欄だけを抜粋

日常生活		
食事	(自立)・部分介助・全介助	・自立しており、配膳・下膳は自分でするが、声をかけないと食事を摂ろうとしない。……①
睡眠	・1時から3時にかけて。 ・ベッドに端座位で座り、巡回のたびに起きていることが多い。	
金銭管理	・事務預かり。 ・入院してから買い物を希望することはなかった。 ・以前の入院では自分でやりくりしており、金銭的なトラブルはなかったとのこと。……②	

入院中の経過
・自宅で亜昏迷状態であったところを両親に伴われ入院となる。 ・入院中は自室から出ることがほとんどなく、ベッドで端座位にて過ごすことがほとんどであった。 ③……・以前の入院では他患者さんに怒鳴ることもあったが、今回の入院では他者と一切かかわることなく自傷に至った。 ④……・入院していた他の病院で以前、「まわりの音がうるさい」と言い、耳に箸を入れようとして止められたことがあったとの情報がある。

内服の状況（拒薬時の対応方法を含む）	自傷他害・離院の危険性・今回の転院についての認識
・拒薬なし。 ・不穏時：リスペリドン2mL/1日3回まで ・不眠時：ゾルピデム（5）1錠 ・内服に関して問題になったことはないが、頓服薬については副作用を気にして勧めても飲もうとしないことがある。	・受傷部位の治療のために転院すると説明した際にはうなずいていたが、もうろうとしており理解しているかどうかは不明。
	普段の本人の性格
	・内向的な性格でほとんど自分から話そうとしない。 ・自分の思い込みから、相談より行動が先行することがある。

対応の留意点 （不穏時などの対応例、継続してほしいこと）	身体ケアの留意点 （ストマ、褥瘡、装具含む）
・以前病棟デイルームで、それまで接点がない患者さんに怒鳴ったことがあった。 ・幻聴の影響で、ときおり「バカにされる」と言って興奮することがある。 ⑤……・興奮時は、穏やかに「どうしましたか？」と確認すると、「あいつらが僕のことをバカにするから」などの理由を答えてくれることが多い。 ・看護師の問いに返事ができるときは、そのまま落ち着くことが多い。 ⑥……・興奮時は5分程度理由を聞いたり、つらい気持ちを受け止める（「バカにされるのはつらいですね」など）。すると頓服薬を使わなくても落ち着く。 ・他者に対して暴力を振るうことはない。	なし

このように書く理由

① 自立して食事を摂ることはできても、このように自分から動かない状態だと、最終的に食べなくなるケースもあります。リスクがある情報は記載します。
② 金銭がやりくりできるというのは、たとえ以前の入院情報であっても、回復した際に役立つ情報です。
③ 入院がいつも同じ経過をたどるとは限りません。以前の入院と今回の入院の違いを端的に記します。
④ 過去の他院の情報であっても、患者さんの今回の自傷に関連する情報は記載します。
⑤ 一般科では幻聴が問題と扱われ、鎮静されがちです。幻聴による興奮であっても、受容する態度で接すれば落ち着くということを伝える必要があります。
⑥ 安易な頓服薬の使用は、症状を増強させるだけでなく、患者さんとの関係が希薄なものになります。頓服薬を使用しないで落ち着く患者さんであれば、その対応方法を記載しておくようにします。

サマリーはこう書く

ハサミで首を切って自殺企図　[36頁 ケース07]

［概要］
　40代前半の男性患者さん（統合失調症）。詰所から抜糸用ハサミを持ち出す。23時の巡回時、看護師がベッドに行くと、枕周辺におびただしい出血の跡を発見した。よく見ると患者さんは持ち出したハサミを使って自分の首を切っていた。傷の大きさは喉ぼとけのやや左下から横に約5cmであった。「みんなに迷惑をかけるから死のうと思って」と患者さんは話した。口調は穏やかで意識もはっきりしていた。最初にうまく首を切れなかったので切りやすくするために首の皮膚を伸ばして切ったと話した。さいわい傷は重要な血管や神経に届かない程度の深さであった。

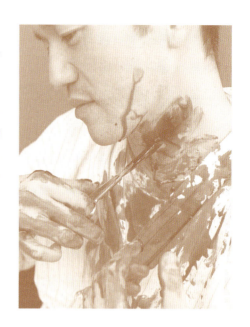

Firstサマリー
この事例における重大欄だけを抜粋

転院目的	1. 左頸部切傷。 自殺企図により生じた左頸部切創の治療、および全身精査目的で貴院へ転院。		
現病歴（今回の転院の原因となった状況）			
・○月○日22：30に廊下を歩行中に転んだと詰所に訴えてきた際、左側頭部に2cmの裂傷あり。 ・出血部位を剃毛し、ステリーテープで固定し、経過を観察した。 ・23時の巡回時、剃毛処置の際使用したハサミを無断で持ち出し、左頸部を自ら切っているところを発見。 ・顔面蒼白なし。呼吸音に雑音なし。手指冷感なし。 ・「周囲に迷惑をかけるから死のうと思った」と話している。			
最終バイタルと時間	BT：35.7℃、BP：98/45mmhg、P：110回/分 SpO₂：98%　　　　　　　　　（○時○分）	最終飲食内容と時間	・○月○日19時ごろ。 ・当院の夕食を全量摂取。
ルート、ドレーン類 （種類・固定位置など）	・左前腕部 22G ソルデム3A 500mL Div ○月○日より。		

搬送時サマリーの書き方

Secondサマリー
この事例における重大欄だけを抜粋

睡眠	・22時から6時でおおむね良好である。 ・ここ数日は夜中2時ごろに目が覚めていた。 ・眠剤の使用は本人の判断に任せている。眠れない日が続き日中寝ることがあった。……①
金銭管理	・自己管理であるが、お金がなくなる月末はソワソワする場合がある。……②

入院中の経過

③ ・入院当初「IT会社を設立して独立しようと思う」と話し、パソコンの備品を購入した。無職の本人に代わり両親がそのつど代金を払っている。現在もときおり備品購入の電話をする様子が見られる。
・「いつも両親が邪魔をする」「自分は両親の本当の子じゃない」「すぐに本当の両親が迎えに来る」と話す。
・父親との関係は不良である。ときおり母親が面会に来ていた。
・入院して3か月ほどで両親に対する妄想言動は鎮静化し落ち着いていたが、父親との関係が修復できず退院できずにいた。

内服の状況（拒薬時の対応方法を含む）	自傷他害・離院の危険性・今回の転院についての認識
・拒薬なし。 処方変更の際などは薬の作用について説明がないと飲まない。薬の作用を聞くと納得し、内服する。 ・興奮時はリスペリドン2mLを頓服薬として渡す。 ・リスペリドンは1日2回まで。4時間空ける。 ・追加眠剤はゾルピデム（5）1錠があるが、「起きていても大丈夫」と内服しない。	・自傷は今回が初めてである。 ・これまでの入院で離院したことはない。 ・今回の転院に関しては「傷を治すため」と説明し、本人は納得している。
	普段の本人の性格
	・普段はおとなしく、攻撃的な面は見られない。 ・当院入院中に自傷他害は見られておらず、暴力のエピソードも、父親へのもの以外は情報がない。

対応の留意点 （不穏時などの対応例、継続してほしいこと）	身体ケアの留意点 （ストマ、褥瘡、装具含む）
・浪費癖があり注意されると機嫌が悪くなる。 ・本人がしつこいと感じる注意には、怒鳴ることもあった。 ④ ・「お金、大丈夫ですか」など、ひと声かける程度で、自制できることが多い。 ・「少し落ち着かないようですが、どうですか」など、気分・体調を気にかけた声かけをすると、今の心境などを話し、その後は比較的安定しやすい。 ・自分の気持ちを抑えていることがある。感情を抑えていると衝動的に買い物が増え、怒りやすくなる。 ・Nsはそのつど受容的に話を聞いてきた。体調気分についての声かけは継続してほしい。 ・趣味のパソコンの話をすると機嫌が悪くても、持ち直すことが多い。パソコンの雑誌などがあると落ち着く。	なし

このように書く理由

① 通常、頓服薬は本人任せにしていない場合が多いので、こうした例外的なことは記載する必要があります。
② 精神科の患者さんは金銭的な焦燥感が行動に影響する場合が多いので、この点を搬送先の病院にも知らせるようにします。
③ 転院先の病院でもキーパーソンとの関係は重要な情報です。Firstサマリーで書き切れなかった情報をSecondサマリーで記載します。Secondサマリーでは、家族がうまく機能しなくなっている理由やエピソードなどを端的に記載します。
④ こうするとうまく対応できる、という声かけのセリフや内容や意味を記載しておくと、搬送先のスタッフの不安を減らすことができます。

サマリーはこう書く

飛び降りて自殺企図 ［42頁 ケース08］

[概要]

30代後半の女性患者さん（統合失調症）。日中の外出に行ってきますと廊下に出た際、窓を開けそのまま飛び降りた。3階からだったが、落ちた場所が木の上であり、右大腿骨骨折のみですんだ。発見時「死ねなかった」と話し「失敗しちゃった」と笑っていた。口調がはっきりしていて清々しい印象を受けた。

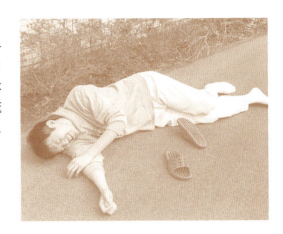

Firstサマリー
この事例における重大欄だけを抜粋

転院目的	1. 右大腿骨骨折　2. 右額部打撲 自殺企図で負った骨折の治療、および全身精査目的で貴院へ転院。		
現病歴（今回の転院の原因となった状況）			
・○月○日10時、「外出に行ってくる」と病棟の扉を出て、すぐ目の前にある窓（3階）から投身自殺を図る。 ・右額部に打撲痕あり。嘔気、嘔吐なし。 ・意識明瞭。 ・当院XPにて右大腿骨骨折を確認。 ・発見時「死ねなかった」「失敗しちゃった」と笑っていた。			
最終バイタルと時間	BT：36.8℃、BP：112/88mmhg、P：100回/分 SpO₂：97％　　　　　　　　　　（○時○分）	最終飲食内容と時間	・○月○日8時ごろ。 ・当院の朝食を全量摂取。
ルート、ドレーン類 （種類・固定位置など）	・左前腕部 22G ソルデム3A 500mL Div ○月○日より。 ・膀胱留置カテーテル12Fr 8cc挿入 ○月○日より。		

| 搬送時サマリーの書き方 |

Secondサマリー
この事例における重大欄だけを抜粋

睡眠	21時から6時。おおむね良好である。追加眠剤を飲むことはない。
金銭管理	・本人の通帳は病院の事務で管理している。 ・生活保護支給日である月初めに、本人に1万円を渡している。……①

入院中の経過
・父親は上場企業の部長職であった。 ・期待されて育ったが、本人20歳前後に発症する。 ・「人が迎えに来たから」と家を飛び出すなどの衝動性、「エリザベスは皇居で緑でしょ」といった滅裂言動が見られ、入退院を繰り返していた。 ②……・入院直前に「妹を助ける」と寝ている妹にバケツ一杯の水をかけたことから、両親に連れられ入院となる。 ③……・入院直後に父親が自殺にて他界。以来、家族との連絡がほとんどとれなくなった。 ・「お父さんはときどき話しかけてくるの。だから寂しくない」と涙ぐむことがあった。

内服の状況（拒薬時の対応方法を含む）	自傷他害・離院の危険性・今回の転院についての認識
・興奮時にリスペリドン液2mLの頓服がある。普段ほとんど使用しないが、リストカットが見られた際などに服用を促すと、素直に内服する。 ・今回の受傷後は患部の痛みを大声で訴えることがあった。その際にもリスペリドン液を服用していた。 ・追加眠剤としてゾルピデム（5）1錠があるが内服していない。 ・入院前の怠薬により、妹にバケツで水をかけるなどの行動があったため、飲み忘れがないようかかわっている。看護師が薬を渡すと素直に内服する。	・食べ吐き、プラスチックのコップを割ってその破片でリストカットをするなど、ときおり衝動的な自傷行為が見られていた。……④ ・毎年7月（父親の命日）になると「お父さんがいないんだから」と怒鳴るなど、易怒的になる様子が見られていた。 ・転院目的については「骨折治療のため」と理解している。 ・外出フリーであり、離院したことはこれまでない。
	普段の本人の性格
	・普段感情の起伏がほとんどない。 ・まじめな性格で作業療法では熱心に折り紙を折ったり、絵を描く……⑤ 様子が見られていた。

対応の留意点 （不穏時などの対応例、継続してほしいこと）	身体ケアの留意点 （ストマ、褥瘡、装具含む）
・意思の疎通はおおむね良好だが、自閉的になった際は声かけへの反応が鈍くなる。 ・ときおり気分の高揚があるのか高笑いをするようになると、ほとんど疎通がとれない。 ⑥……・自傷行為の発見時は行為をとがめるのではなく、自分がしたことについて振り返ることができるよう、ゆっくり話を聞くような対応をすると落ち着く。 ・絵が好きで、メモ帳などにイラストを描き看護師に渡してくれる。	なし

このように書く理由

① IADLに関する情報も、転院先で継続できるよう記載します。
② 転院先の病院でもキーパーソンとの関係は重要な情報です。Firstサマリーで書き切れなかった家族に関する情報をSecondサマリーで記載します。家族がうまく機能できなくなっている理由やエピソードなどを端的に記載します。
③ 妄想を思わせる言動もありますが、事実を淡々と記載します。
④ 以前にあった自傷他害のエピソードも記載します。
⑤ 転院先でも活かしてもらうため、本人のストレングス情報を記載することが重要です。
⑥ 対応するうえで好ましいこと、避けたいことははっきり記載します。

サマリーはこう書く

大量服薬で昏睡状態に（自殺企図） [52頁 ケース11]

［概要］
　30代前半の女性（パーソナリティ障害）。前日にリストカットをしており、市内の総合病院に搬送され、そこで1泊入院をした。翌日当院を受診、任意入院となる。入院時の受け答えはハキハキしており、やや高揚している様子がうかがえた。夕食の時間になっても患者さんが食堂に来ないので看護師が声をかけに行くと、ベッド上でいびきをかいて寝ている患者さんを発見した。異変を感じた看護師がベッド周囲を見ると空の薬袋が大量にベッド横に落ちているのを発見した。通院中に処方されていた薬を飲まずにため込んでいたものと思われる。JCS Ⅲ-200。

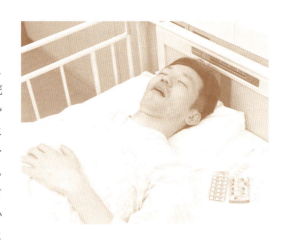

Firstサマリー
この事例における重大欄だけを抜粋

転院目的	1．大量服薬による昏睡状態 大量服薬後意識回復せず。治療および全身精査のため貴院へ転院。
現病歴（今回の転院の原因となった状況）	

・○月○日18:00ごろ、自床でいびきをかき寝ている本人を発見した。
・隠し持っていたと思われる睡眠導入剤、気分安定薬、抗不安薬などを多量に服薬したと思われる。
・リーマス錠（200）、デパス、パキシル、ゾルピデムなどそれぞれ10錠程度飲んだと思われるが、詳細は不明。
・JCS Ⅲ-200。

最終バイタルと時間	BT：37.7℃、BP：104/66mmhg、P：102回/分 SpO₂：88％　　　　　　　　　　（○時○分）	最終飲食内容と時間	・○月○日12時ごろ。 ・当院の昼食、数口程度摂取。
ルート、ドレーン類 （種類・固定位置など）	・左前腕部 22G ソルデム3A 500mL Div ○月○日より。 ・膀胱留置カテーテル14Frカフ8cc挿入 ○月○日より。 ・O₂を3Lマスクにて流量中。		

2 Secondサマリー

この事例における重大欄だけを抜粋

睡眠	不明
金銭管理	不明

入院中の経過

①
- 当院入院前日にリストカットをしており、市内の救急当番の○○病院に搬送された後、1泊入院した。
- 翌日の○月○日、当院への入院を勧められ任意入院となる。
- 入院時は機嫌よく過ごしていた。
- やや高揚している印象を受ける。
- 他患者さんとのトラブルなし。

内服の状況（拒薬時の対応方法を含む）	自傷他害・離院の危険性・今回の転院についての認識
・拒薬なし。 ・頓服薬（リスペリドン2mL/1日3回まで）はあるが、内服していない。 ・追加眠剤はゾルピデム（5）1錠である。以前の入院時はほぼ毎日服用していた。	・意識が回復した際、自傷行為や離院の可能性はある。
	普段の本人の性格
	・明るく快活な印象である。 ・その一方で傷つきやすく、周囲の発言が自分のことではないかと気にする様子が見られる。

対応の留意点 （不穏時などの対応例、継続してほしいこと）	身体ケアの留意点 （ストマ、褥瘡、装具含む）
・頭が痛い、胸が苦しい、お腹が痛い、など身体的な訴えが多い。 ・やや露出度の高い服装になることがある。 ② ・服装のことで注意された際、「わかりました」と答えたが、その後気分の落ち込みが強くあった。 ・不安になると確認行為が増える。そうした際は、ゆったりした態度で話を聞くように対応してきた。 ③ ・落ち込むと自傷のリスクが高くなる。 ・声が大きすぎるときは、「周囲に迷惑がかかることもあるので、声は少し小さめでお願いします」などの指導をして、その後の本人の行動を注意して観察する必要がある。 ④ ・特に自床から出なくなったり、詰所への訴えが少なくなると、自傷のリスクが高い。	・1日1回、左手首の縫合部消毒（10%ポビドンヨード液含浸綿球）、ガーゼ保護。

このように書く理由

① 入院日数が少なく情報が少ないときは、経過や状態がわかるような情報を箇条書きで記載します。
② 救急病棟では看護師1人1人の役割が多く、ゆっくり話を聞く余裕もないのが一般的ですが、精神科看護が大事にしていることをきちんと明記する必要があります。
③ しなければならないことは、はっきりと記載します。その後に起こり得ると考えられることも記載します。
④ 「ふだんと言動が変わってくるとこうなる」といった兆候を記載しておくと、搬送先でも備えることができます。

サマリーはこう書く

燃える布団にくるまりながら寝ていた　[68頁 ケース13]

[概要]
　70代後半女性。ロボトミー手術の既往あり。11月下旬の日曜日、16:00ごろ、病室で燃える布団にくるまりながら「あったかい、あったかい」と語る患者さんを発見する。ただちに消火器で消火し、全身状態を確認した。右頬と右上肢にⅡ～Ⅲ度の熱傷を発見した。

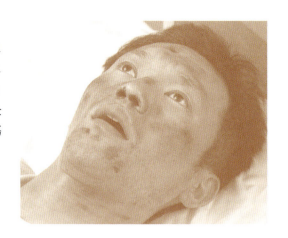

Firstサマリー
この事例における重大欄だけを抜粋

転院目的	1. 顔面熱傷 熱傷による受傷の治療、および精査目的で貴院へ転院。		
現病歴（今回の転院の原因となった状況）			
・○月○日16:00頃、燃える布団にくるまりながら「あったかい、あったかい」と寝ている患者さんを発見する。 ・喫煙所のライターでトイレットペーパーに火をつけ、そのまま自室に持って帰り、毛布に火を移した。 ・右頬、右上肢を中心にⅡ～Ⅲ度の熱傷あり。 ・やや喘鳴、痰がらみ音あり。			
最終バイタルと時間	BT：35.2℃、BP：134/89mmhg、P：112回/分 SpO₂：92％　　　　　　　　　　　（○時○分）	最終飲食内容と時間	・○月○日12時ごろ。 ・当院の昼食を全量摂取。
ルート、ドレーン類 （種類・固定位置など）	・左前腕部 22G ソルデム3A 500mL Div ○月○日より。 （現在抜針ないが危険性あり）		

搬送時サマリーの書き方

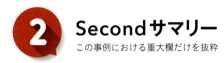
2 Secondサマリー
この事例における重大欄だけを抜粋

入院中の経過
① ・入院20年である。症状は落ち着いており、幻覚妄想に行動が左右される様子は見られていない。 ・入院期間が長期にわたっており、日常生活機能はなんとか保持できているものの、社会技能（買い物）の低下が顕著に見られる。 ・日常生活での疎通は良好であるが、難しい話になると理解できない様子が見られる。 ・ときおり夜間、廊下を頻回に歩いている。 ・最近は自閉的であり、積極的に人とかかわることはない。

内服の状況（拒薬時の対応方法を含む）	自傷他害・離院の危険性・今回の転院についての認識
・拒薬はなし。 ・不穏時は頓服薬（リスペリドン2mL）があるが、普段はほとんど内服せず。 ・追加眠剤はゾルピデム（5）1錠があるが、普段はほとんど内服せず。	・状況を理解する能力が低下しているため、離院の可能性は高い。 ・転院についての説明に返事はするものの、どこまで理解できているかは不明である。
	普段の本人の性格
	・穏やかな性格である。 ・気分の変調はほとんどない。 ・自室で過ごすことが多く、ほとんど出てこない。 ・作業療法などへ誘うと参加することがある。

対応の留意点 （不穏時などの対応例、継続してほしいこと）	身体ケアの留意点 （ストマ、褥瘡、装具含む）
・自室で過ごすことがほとんどであり、他患者さんとの交流は乏しい。 ・自閉的傾向が強い。 ② ・自床でトイレットペーパーをミシン目に合わせ切り取り4つ折にして重ねる、という行動を毎日継続している。この行動を中断させられることを嫌う。 ・トイレットペーパーを折っているときは、採血や検査の依頼をしてもまったく応じないので、終わるまで見守ってほしい。行動が終わると意思の疎通が取れるようになり、採血の依頼にも応じてくれる。	なし

このように書く理由

① 救命病棟の看護師は超長期入院患者さんへの対応には不慣れです。陰性症状、自閉が顕著な患者さんへの対応となると経験がない看護師もいるでしょう。経過の中に入院の年数や、その影響でできなくなっていること、それでもできていることなどを記載してあると、搬送先の病棟でも患者さんを理解しやすくなるでしょう。

② 慢性患者さんが繰り返して行う行動（常同行為）は、危険なものでない限り邪魔をせず見守るのが原則です。救命病棟ではこうした点への理解が乏しいと思われるので、対応について記載しておきます。

サマリーはこう書く

倒れているところを発見。呂律不良である [82頁 ケース20]

[概要]
70代前半の男性（アルツハイマー型認知症）。普段から歩行器を用いて歩いている。入院3日目である。夕方から「こんな人の物を盗むような人がいる所にいられない。家に帰る」と興奮した様子で話していた。20時に眠剤を服用したが興奮が治まる様子はなかった。21時に頓服用の追加眠剤を服用してもらったが、30分ほどすると呂律不良になり、さらに興奮し始める。消灯時刻が過ぎていたためベッドに誘導し臥床してもらっていた。その20分後、病室の入口でうつ伏せで倒れているところを発見された。左額部に5cmの打撲痕を確認。すぐに声をかけると、反応はあるが呂律不良である。

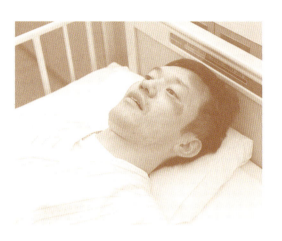

Firstサマリー
この事例における重大欄だけを抜粋

転院目的	1. 左額部打撲　2. 頭蓋内出血の疑い 頭部精査および治療目的で貴院へ転院。		
現病歴（今回の転院の原因となった状況）			
・○月○日21:50、病室入り口付近でうつ伏せで倒れているところを発見する。 ・左額部に5cmの打撲痕を確認。 ・発見直後に嘔気・嘔吐なし。 ・声かけに対して反応はあるが、呂律不良。 ・ドロップアームテストをすると、左上肢に比べ右上肢の落下が早かった。 ・痛み刺激を胸部（胸骨）で確認すると、左上肢は上がるが、右上肢が一切上がらない。			
最終バイタルと時間	BT：36.0℃、BP：100/62mmhg、P：92回/分 SpO₂：96％　　　　　　　　　　（○時○分）	最終飲食内容と時間	・○月○日18時ごろ。 ・当院の夕食を摂取。
ルート、ドレーン類 （種類・固定位置など）	・左前腕部 24G ソルデム3A 500mL Div ○月○日より。		

| 搬送時サマリーの書き方 |

2 Secondサマリー
この事例における重大欄だけを抜粋

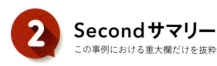

睡眠	・21時から4時（だと家族が話している）。 ・入院してからの3日間、夜間になるとソワソワする様子が見られていた。 ・スタッフが消灯時間であることを説明すると部屋に戻るが、すぐに出てくる。 ・連日追加眠剤使用するが、断眠で経過する。
金銭管理	・自身での金銭管理が難しくなってきており、基本的に妻が管理している。 ・手元にお金がないと落ち着かない。怒り出すことがある。

入院中の経過

・入院前に、物忘れ、易怒性、印鑑や通帳の紛失などが見られていた。
・○月○日から3日間、夜間徘徊が頻回に続いたため、家族に付き添われ当院外来受診。薬剤調整のため入院となる。
・○日午前中「金がなくなった、どういうことだ」と看護師に詰め寄る場面があった。
・興奮時はなだめても聞かず、○日は話の途中で「もういい、話にならん」と自分から切り上げ自室に帰った。
・興奮した日の夕方、対応していた看護師が自室にいる本人に声をかけると「おお、お疲れさん」と機嫌よく返事をした。

内服の状況（拒薬時の対応方法を含む）	自傷他害・離院の危険性・今回の転院についての認識
・毎食後の内服での拒薬は見られない。 ・興奮時リスペリドン0.5mLがあるが、促されても飲んだことはない。 ・興奮しても、対応した看護師に声が大きくなるだけ。刺激にならないよう様子を観察していると治まる。 ・不眠で悩んでいたことがあったせいか、追加眠剤であるゾルピデム（5）1錠は抵抗なく内服する。	・3000円を紛失した際、看護師に詰め寄る場面があった。 ・暴力を振るったというエピソードはない。 ・徘徊が多い。 ・夜間になると歩行器を使わない場面が多い。 ・転院については説明しているが、上の空であり、理解を得られたかは不明。
	普段の本人の性格
	・もともと短気との情報あり。 ・職場では明るい性格だったとのことで、つきあいも幅が広かったとのこと。 ・社交的であり、入院時対応にあたっていた看護師に「すみませんね」と気づかう発言があった。

対応の留意点 （不穏時などの対応例、継続してほしいこと）	身体ケアの留意点 （ストマ、褥瘡、装具含む）
・入院中興奮したのは3000円を紛失したときのみ。 ・興奮すると声が大きくなりやすいため、周囲が驚くことがある。 ・話を聞く際は、他患への影響を考えて面談室に誘導して個別に聞いてきた。 ・認知症の影響か、興奮したことを覚えていない場面があった。 ・その場で治まらなくても無理に服薬を勧めず、沈静を待つと、1時間後には忘れることが多い。	なし

このように書く理由

① 入院間もない場合は、自宅での情報と病棟での情報のどちらも重要になるので、両方記載します。
② 本人の得意なことやストレングスを記載しておくと、転院先でも関係作りの手がかりになります。
③ 個別対応はどのようにしていたか、という情報を記載します。
④ 怒っていたのにすぐに機嫌がよくなる、といった患者さんの急激な気分の変化は、救命病棟においてはまれでありスタッフの戸惑いにつながります。患者さんに気分変動がある場合は、こうした情報も明記しておくようにします。

サマリーはこう書く

肺血栓塞栓症 ［94頁 ケース22］

［概要］

　40代前半男性（統合失調症）。深夜に自宅を飛び出した日から3日後の14時30分ごろ、自宅から30kmほど離れたA町にて、裸足で車道の中央を歩いているところをドライバーが発見し通報、保護される。炎天下の道路が高温であったため、両足底にⅡ～Ⅲ度の熱傷を確認した。発見から1時間後、警察官と共に病院の外来に受診。意思の疎通が図れなくなった。両親の同意を得て医療保護入院になる。極度の脱水状態であったため、補正目的で点滴が開始されるが自己抜去。廊下のゴミ箱を蹴り倒して壊すなど制御がきかなくなり、点滴の継続、本人の安全の確保、周囲の安全確保のため、隔離および点滴時の身体拘束の指示が出て16時に拘束を開始。17時30分ごろ、頻呼吸、顔面蒼白、多汗状態である患者さんを確認した。

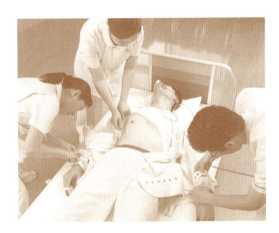

Firstサマリー
この事例における重大欄だけを抜粋

転院目的	1. 肺血栓塞栓症疑い 治療および全身精査のため貴院へ転院。		
現病歴（今回の転院の原因となった状況）			
・入院時、極度の脱水状態であったため、ただちに補正目的の点滴が開始されるが、すぐに自己抜針する。その後も二度自己抜針が見られ、足底に熱傷を負った状態で病棟を歩き回り、廊下のゴミ箱を蹴り倒して壊す、デイルームの机をひっくり返すなど、制御がきかなくなった。 ・点滴の継続、本人の安全の確保、周囲の安全確保のため、隔離および点滴時の身体拘束の指示が出た。 ・16:30、身体拘束開始。 ・17:30、頻呼吸、顔面蒼白、多汗状態、チアノーゼを確認する。			
最終バイタルと時間	BT：35.2℃、BP：72/40mmhg、P：触知困難 SpO₂：80％、RP：28回/分　　　（○時○分）	最終飲食内容と時間	・入院前の飲食は不明。
ルート、ドレーン類 （種類・固定位置など）	・左前腕部 22G ソルデム3A 500mL Div 16:30より。 ・膀胱留置カテーテル14Frカフ8cc挿入 16:30より。 ・O₂を5Lマスクにて流量中 17:40より。		

搬送時サマリーの書き方

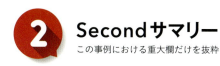

2 Secondサマリー
この事例における重大欄だけを抜粋

入院中の経過
① ・○月○日、14:30ごろ、自宅から30kmほど離れたA町にて、裸足で車道の中央を歩いているところをドライバーが発見し通報、保護される。「B町（自宅から70km離れている）に自分を迎えに来ている人がいるから会おうと思って」と本人は話していたとのこと。 ・発見から1時間後に当院外来を受診し、医療保護入院となる。 ・入院前の診察時、「迎えが来てるのになぜ会わせてくれない」と怒り、「あーあーあー」と大声を出すようになる、その場で飛び跳ねるなど、意思の疎通が図れなくなった。

内服の状況（拒薬時の対応方法を含む）	自傷他害・離院の危険性・今回の転院についての認識
・以前の病院では入院中拒薬があったとのこと。 ・以前の病院では入院中頓服薬（リスペリドン2mL/1日3回まで）の指示が出ていたが、拒否することが多かったとのこと。 ・以前の病院では入院中追加睡眠剤としてゾルピデム（5）1錠の指示が出ていたが、拒否することが多かったとのこと。	・自傷他害はこれまで見られていない。 ・自宅から飛び出て30km歩き続けるなど行動の自制がきかないため、離院の可能性は高い。　②
	普段の本人の性格
	・明るい性格である。 ・看護師の声かけに笑顔で答えてくる。

対応の留意点 （不穏時などの対応例、継続してほしいこと）	身体ケアの留意点 （ストマ、褥瘡、装具含む）
・興奮してくるとその場で飛び跳ねる、「あーあーあー」と大声を出す、といった行動が見られる。 ・以前の病院では、飛び跳ねる行為を制止しようとした看護師が接触し、本人の下敷きになり鎖骨を骨折したことがあったという。 ③ ・本人に他害の意思はないので、飛び跳ねるなどの際は無理に制止せず、ぶつかるものを周囲から遠ざける形を取りながら対応してほしい。	・両足底にⅡ～Ⅲ度の熱傷あり。 ・処置は以下のとおり。 1. 洗浄 2. ゲンタシン軟膏＋ワセリン軟膏塗布 3. メロリンガーゼ、包帯にて保護

このように書く理由
① 本事例は、入院したその日の転院であるうえに、入院前のエピソードが身体状態に大きく影響しています。大きな影響があると思われる情報は入院前のものからでも記載します。
② 入院中の経過と情報が重なりますが、離院の根拠となる情報なので記載します。
③ 救命病棟では難しいと思われる対応ですが、似た対応を考えてもらえる可能性はあるので、自分たちがしていた対応は記載します。

サマリーはこう書く

アルコール依存症患者の吐血 [96頁 ケース23]

[概要]
　40代前半の男性（アルコール依存症）。酩酊状態で自宅周辺の道端で倒れているところを近所の住民が発見し、通報。当初、総合病院の救急外来に搬送された。精神科に受診歴があったことから、23時に救急外来から精神科病棟への医療保護入院になる。意識レベルはJCS II-10だった。個室ベッドにて臥床して入眠した。5時の巡回時、ベッド上でもぞもぞ動く患者さんを発見したため、意識レベルを確認するために声をかけると、看護師のほうを見上げ、起き上がろうとした。その直後吐血した。

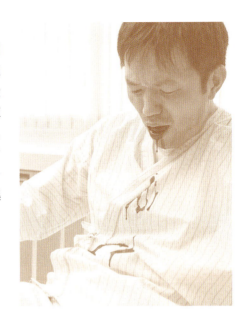

Firstサマリー
この事例における重大欄だけを抜粋

転院目的	1. 吐血による出血性ショック 止血図れず。治療および全身精査のため貴院へ転院。		
現病歴（今回の転院の原因となった状況）			
・○月○日22:00ごろ、酩酊状態にて道端で倒れているところを近所の住民が発見し、当院の救急外来に搬送されたのち、23:00入院となる。 ・入院時の意識レベルはJCS II-10。 ・23:30 ホリゾン1A im施行。 ・○月○+1日5:00、吐血する。顔面蒼白、冷汗、手指振戦確認。			
最終バイタルと時間	BT：35.7℃、BP：94/48mmhg、P：127回/分 SpO₂：90％　　　　　　　　　（○時○分）	最終飲食内容と時間	・食事時刻は不明。 ・最終飲酒は22:00ごろであったと思われる。……①
ルート、ドレーン類（種類・固定位置など）	・左前腕部 22G ソルデム3A 500mL Div ○月○+1日より。 ・膀胱留置カテーテル14Frカフ8cc挿入 ○月○+1日より。 ・O₂を1Lマスクにて流量中。		

このように書く理由　① 離脱症状の出現が予測がしやすいように、記載しておきます。

❷ Secondサマリー
この事例における重大欄だけを抜粋

日常生活		
食事	自立・部分介助・全介助	・飲酒しての入院であるので、自立であったと思われる。
排泄	自立・部分介助・全介助	・酩酊状況であったが衣服に失禁の痕跡はなく、自立していたと思われる。
更衣	自立・部分介助・全介助	・情報なし。
入浴	自立・部分介助・全介助	・情報なし。
洗面整容	自立・部分介助・全介助	・ひげは剃られている。
歩行	自立・部分介助・全介助	・ふらつき著明。見守り必要。
服薬管理	自立・部分介助・全介助	・情報なし。
睡眠	・情報なし。	
金銭管理	・酒類を購入する金額は持っていた。 ・現在の所持金は1230円。	

①（食事、排泄、洗面整容、歩行の行）
②（更衣、入浴、服薬管理、睡眠）
③（金銭管理）

入院中の経過	
④ ・入院後ほぼ臥床経過。 ・酩酊状態であり、「うるせえ」などの暴言が見られていた。 ・女性スタッフに対し横柄な態度であったため、男性スタッフで対応していた。	
内服の状況（拒薬時の対応方法を含む）	自傷他害・離院の危険性・今回の転院についての認識
・当院で内服の機会がなく、不明である。	・看護師に対して暴言が見られる。 ・自傷行為は見られず。 ・転院の説明にはうなずいていたが、理解できているかどうかは不明。
	普段の本人の性格
	・当院での入院歴がないため情報なし。 ・酩酊状態での入院であったため、普段の性格は不明。
対応の留意点 （不穏時などの対応例、継続してほしいこと）	身体ケアの留意点 （ストマ、褥瘡、装具含む）
・女性看護師に対して横柄な態度を取っていたが、男性看護師が対応すると従順。 ・理解力の低下が著しいが、説明すると納得し、筋肉注射や点滴などもスムーズに施行可能となる。 ・そのつど丁寧に説明すると納得が得られる。	なし

このように書く理由

① 正確な情報がない場合は丸をつけません。
② 情報がないものは「情報なし」とはっきり記載します。
③ 所持金は搬送先で「紛失した」「盗られた」といったトラブルのもとになるので、金額がわかっていれば記載しておきます。
④ 入院日数が少なく情報が少ないときは、経過や状態がわかるように箇条書きで記載します。無理に多くの情報を書こうとせず確実な情報だけを記載します。

サマリーはこう書く

悪性症候群による痙攣　[108頁 ケース26]

[概要]

　20代前半男性患者さん（統合失調症）。1週間ほど前から食事を摂らなくなった。また、急に怒る、お膳をひっくり返す、他患者さんの物品を投げ散らかすなどの行動も見られていた。看護師からの報告で薬が増量になった。水分出納は観察されていなかった。当日の検温で訪室したところ、40℃であった。JSC I-3であり、意思の疎通があまりとれない印象を受けた。血圧を測ろうとしたときに力が入っている印象だったが、血圧141/80mmHg。「うっ、うっ、うっ」とうなり、舌を噛みながら痙攣し始めた。

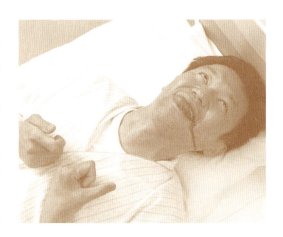

1　Firstサマリー
この事例における重大欄だけを抜粋

身長	167.0cm	体重	56.4kg（○月/○日-7日）①	アレルギー	食品 ○○○○ 薬品 ○○○○

転院目的	1．悪性症候群の疑い 治療および全身精査のため貴院へ転院。

現病歴（今回の転院の原因となった状況）
・1週間前ほどから食事を摂らなくなった。 ・○月○日15:30、舌を噛みながらの痙攣2分程度あり、意思の疎通が図れず。 ・四肢筋強剛あり（鉛管様固縮）。

最終バイタルと時間	BT：39.7℃、BP：141/80mmhg、P：127回/分 SpO₂：80％、RP：28回/分　　（○時○分）	最終飲食内容と時間	・○月○日12時ごろ。 ・水100mL程度。 ・食事摂取せず。
ルート、ドレーン類 （種類・固定位置など）	・左前腕部 22G ソルデム3A 500mL Div ○月○日より。 ・膀胱留置カテーテル14Fr カフ8cc挿入 ○月○日より。 ・O₂を5Lマスクにて流量中。		

このように書く理由　①体重は、ダントロレン使用時の大事な指標になります。最新のものを記載します。

| 搬送時サマリーの書き方 |

2 Secondサマリー
この事例における重大欄だけを抜粋

入院中の経過
・入院半月ほど前から独語、空笑、放歌あり。 ・入院1週間前は意思の疎通困難、夜間不眠も出現し、家族に伴われ当院に入院となる。 ・入院して2週間ほどで独語、空笑、放歌が見られなくなる。ときおり放歌はあった。 ・自傷他害行為は見られないが、入院して2か月ほどして、床頭台の上の備品をまき散らす、洗濯室で洗濯物を床に散乱させる、他患者さんの物品を散乱させる、といった行動が見られるようになった。 ・入院2か月ごろから食事摂取量が落ちていた。

内服の状況（拒薬時の対応方法を含む）	自傷他害・離院の危険性・今回の転院についての認識
・拒薬なし。 ・頓服薬（リスペリドン2mL/1日3回まで）を、放歌が止まらないときなどに使用していた。拒否はない。 ・追加眠剤ゾルピデム（5）1錠は、夜間自室から出るなどが見られたら使用していた。	・自傷他害行為は見られないが、洗濯物をまき散らすなど迷惑行為が入院2か月ごろから見られていた。 ① ・意思の疎通ができないため、転院に関する理解の程度は不明。
	普段の本人の性格
	・穏やかな性格である。 ・ピアノを長く習っていたとのこと。音楽のことは喜んで話す。 ②

対応の留意点 （不穏時などの対応例、継続してほしいこと）	身体ケアの留意点 （ストマ、褥瘡、装具含む）
・放歌はひと声かけると止む。 ・他患者さんの迷惑にならないところで歌ってもらうなどの対応をしていた。本人は「歌うのは周りがうるさいから」と話している。 ・放歌が止まっても数分で再開されることが多い。 ③ ・易怒性はないが、ときおり独語で怒っている様子が見られる。「どうしましたか？」とひと声かけると、「まわりから下手クソってバカにされる」と返答することが多い。しばらく話を聞くと落ち着く。 ・幻聴で怒っていると考えられるときは、「怒ってしまうくらいうるさかったのですね」「どのような音ですか？」とそのつど確認していた。	なし

このように書く理由
① 自傷他害でなくても、他患者さんに対して影響が大きいと考えられる情報は記載します。
② 本人の得意なことやストレングスを記載しておくと、転院先でも関係作りの手がかりになります。
③ 実施していた対応を端的に記載します。

索引

欧文

ABCD（生物学的評価） 45, 49
AED 71
CPR（心肺蘇生） 49, 71
TALKの原則 58

あ行

悪性症候群 108, 110~113
圧迫止血（直接圧迫法） 17, 18, 37
アルコール依存症 96, 98
　　　──離脱症状 98
　　　──身体合併症 100
　　　──薬物療法 102
縊頸（いけい） 51
意識障害の重症度判断 53
縊首（いしゅ） 39, 51
異状死 39, 41
痛み刺激 83
入れ歯を誤飲 76
炎症性メディエーター 25
オムツを異食 74

か行

下顎挙上法 49, 50
カタルシス 31
カミソリで切る 18
乾電池を誤飲 77
牛乳を飲ませる 47
救命手順 40
境界性パーソナリティ障害 18, 20, 48, 52
　　　　──の支持的受容 54
胸部突き上げ法 80~81
櫛の柄で切る 16
薬のヒートを誤飲 72
首を吊る 48

グラスゴー・コーマ・スケール 84
警察 41, 51
幻聴による命令 22, 24, 27
痙攣 105
絞頸（こうけい） 51
喉頭鏡（こうとうきょう） 79
昏睡状態 52
コンパートメント症候群 92, 93

さ行

索状痕 50
刺傷 39
止血 17, 19
止血点 16, 19
自殺企図 20, 27, 34, 36
　　　──すっきりして清々しい 30, 42
　　　──淡々としている 31
　　　──再企図 31
　　　──手段と身体合併症 40
　　　──してはいけない対応 57
　　　──共通認識、行動パターン 55
自傷行為 27
舌を噛み切る 45
叱責 55
出血性ショック 97
出血量 16, 84
消火 68
食道静脈瘤 100
身体拘束によるうっ血 92
セカンド（Second）サマリーのフォーマット解説 138
洗剤を飲む 46
せん妄 82, 85~89, 97
臓器が露出した場合 34

た行

体感幻覚　16
大量出血　16
大量服薬　52
多飲症　104, 106~107
他殺・他損　51
タッピング　77, 81
たばこを誤食　47, 73
打撲（頭部）　82
低ナトリウム血症　104
デブリーフィングのコツ　126~128
当事者研究　59~62
吐血　96, 100
飛び降り　42
ドロップアームテスト　83

な行

ナイフで腹部を切る　34
熱傷　24, 66, 68
　　——深度と範囲のアセスメント　25
　　——重症度　26
喉に食べ物が詰まった　78, 80

は行

肺血栓塞栓症　94
背部叩打法　80~81
吐かせる、吐かせない　73
ハサミで首を切る　36
箸を鼻に詰める　22
バーナー型ライターで焼く　24
パニック発作　20
針を刺す　21
搬送時サマリー
　　——の送り方　133
　　——を2段階にするメリット　134
ファースト（First）サマリーのフォーマット解説　136
腹部突き上げ法　80, 81
布団を燃やす　68
フラットリフト　43
ボディタッチ　17
ポリマーが気道・食道に入った　75

ま行

マギール鉗子　79
マロリー・ワイス症候群　100
耳を切る　45
目をくりぬく　45

や行

扼頸（やくけい）　51
用手的気道確保　53
用手的頸椎保護　49
用手的固定　23
浴槽に沈む　70

ら行

リストカット　28~30, 59~61
離脱症状　98
　　——小離脱　101
　　——大離脱　101
裂傷　16
連絡手順　41
ログロール　43
呂律不良　82, 98

わ行

ワルファリン（抗凝固剤）　19

著者紹介

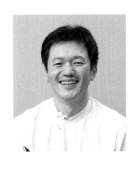

中村 創（なかむら・はじめ）

株式会社N・フィールド広報戦略部・部長、精神看護専門看護師、保健師

2003年に日本赤十字北海道看護大学を卒業。浦河赤十字病院、デイサービス北海、医療法人資生会千歳病院での勤務を経て現職。2015年、札幌市立大学看護学研究科博士前期課程修了。精神看護専門看護師を取得。2019年より現職場にて、訪問看護業務、広報業務、教育役割、コンサルテーションに携わる傍ら、複数の看護系大学院、大学、専門学校の非常勤講師を兼務している。

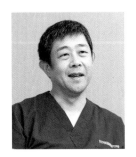

三上剛人（みかみ・たけひと）

吉田学園医療歯科専門学校 救急救命学科長

日本救急看護学会ファーストエイド委員会担当理事、JNTEC（外傷看護コース）インストラクター、FA（ファーストエイドコース）インストラクター、医療教授システム学会理事、日本救急ケア開発研究所（JDIEC）代表理事。著書に、『もしもの時に必ず役立つ！ 緊急・応急処置Q＆A』（日本看護協会出版会）、『異変発生！ ナースならできておくべき すぐ，やる技術』（学研メディカル秀潤社）ほか。

［看護師役モデル］木村恵美、三枝優香
［解説協力］田口裕紀子
［撮影協力］医療法人資生会千歳病院
［カメラマン］吉田公貴（Studio Green）

［カバー＆本文デザイン］高見清史（view from above）

136～139頁で紹介した2段階方式サマリーの「フォーマット」を、医学書院看護出版部ホームページ「かんかん！」http://www.igs-kankan.com/の「隔月刊じゃおさまらなかった精神看護」のなかに、Word形式でアップしてあります。コピーして使用可能ですので、ぜひ活用ください。